Dieta Chetogenica

La Guida Completa per Perdere Peso con la Chetosi in Modo Facile e Salutare, con 150 Ricette Deliziose, Consigli Essenziali e un Piano Alimentare di 30 Giorni

Silvia Ricci

Contenuti

Esclusivo Accesso ai Bonus!

Cari lettori,

Siete pronti a portare la vostra alimentazione al livello successivo con la dieta chetogenica? Allora preparatevi, perché abbiamo preparato qualcosa di speciale solo per voi!

Scansionando il QR code qui sotto, vi si apriranno le porte a un mondo di risorse extra che renderanno il vostro viaggio nel mondo della chetosi ancora più avvincente e gratificante.
Cosa troverete scannerizzando il QR Code:

- **Bonus 1:** Dieta Chetogenica e Longevità
- **Bonus 2:** Digiuno Intermittente e Dieta Chetogenica
- **Bonus 3:** Esercizio Fisico e Chetogenesi

Non lasciatevi sfuggire questa incredibile opportunità di arricchire ulteriormente la vostra esperienza di lettura e di apprendimento. Scansionate il QR code e preparatevi a scoprire i segreti della dieta chetogenica!

Buon apprendimento e buon appetito!

Introduzione

Benvenuti nel viaggio più trasformativo della vostra vita. Questo libro non è solamente un manuale sulla dieta chetogenica; è una porta verso una nuova comprensione di come il cibo possa essere il vostro alleato più potente nella ricerca del benessere fisico e mentale.

Se state leggendo queste righe, è probabile che abbiate già sperimentato la frustrazione di diete inefficaci e promesse di benessere non mantenute. Potreste sentire che il cammino verso la salute ottimale è complicato e pieno di contraddizioni. Qui, invece, vi offriamo una promessa diversa: una chiara, basata su solidi principi scientifici, che vi guiderà attraverso i misteri del metabolismo umano fino alla scoperta di un potenziale nascosto.

La dieta chetogenica non è un trend passeggero. È un approccio collaudato che riequilibra il modo in cui il vostro corpo utilizza l'energia, portandovi a scoprire livelli di vitalità che forse non credevate possibili. E mentre la scienza è fondamentale, il cuore di questo libro batte al ritmo delle storie personali, delle esperienze trasformative e della passione per un cambiamento radicale nella vita delle persone.

Nella prima parte di questo libro, "Fondamenti Chetogenici", vi verranno fornite le conoscenze teoriche necessarie per comprendere il perché e il come della dieta chetogenica. Ma non ci fermeremo qui. La seconda parte, "La Cucina Chetogenica", trasformerà quella teoria in pratica, offrendovi ricette deliziose e facili da preparare che si adattano a ogni stile di vita e necessità alimentare.

Questo libro è per coloro che sono pronti a fare il passo successivo. È per coloro che non cercano una soluzione temporanea, ma un cambiamento duraturo. È per voi, che avete il coraggio di sfidare il convenzionale e l'audacia di vivere al meglio la vostra vita.

Preparatevi a essere sorpresi. Preparatevi a essere ispirati. Ma soprattutto, preparatevi a essere profondamente toccati, perché quello che troverete nelle prossime pagine potrebbe non solo cambiare il modo in cui mangiate, ma il modo in cui vivete. Ogni capitolo vi avvicina un passo di più a una vita più piena e vibrante. Benvenuti a questo incredibile viaggio di trasformazione. Ora, respirate profondamente e voltate la pagina. Il vostro futuro vi aspetta.

Parte 1: Fondamenti Chetogenici

Capitolo 1: Introduzione alla Dieta Chetogenica

Cos'è la dieta chetogenica?

La dieta chetogenica è un regime alimentare basato sulla riduzione drastica dei carboidrati e sull'aumento dell'assunzione di grassi, con un moderato apporto proteico. Questo cambiamento nel bilancio dei macronutrienti induce il corpo a entrare in uno stato metabolico noto come chetosi. Ma cosa significa realmente tutto questo e come funziona?

1. La Chetosi:

La chetosi è un processo naturale che il corpo inizia per aiutarci a sopravvivere quando l'assunzione di cibo è bassa. Durante questo stato, produciamo chetoni, piccole molecole di energia che si formano quando il fegato degrada i grassi. I chetoni diventano la principale fonte di energia per il corpo, soprattutto per il cervello, un organo che consuma molta energia e che normalmente utilizza il glucosio derivante dai carboidrati come principale fonte energetica.

2. Macronutrienti nella Dieta Chetogenica:

- **Grassi:** I grassi sono il pilastro della dieta chetogenica e dovrebbero costituire circa il 70-80% dell'apporto calorico totale. Questi includono grassi saturi, monoinsaturi e alcuni polinsaturi. Fonti comuni di grassi buoni includono olio di oliva, burro, avocado, e noci.

- **Proteine:** Le proteine rappresentano circa il 20-25% del fabbisogno calorico. È importante non eccedere con le proteine, poiché quantità eccessive possono convertirsi in glucosio e potenzialmente tirarvi fuori dalla chetosi.

- **Carboidrati:** I carboidrati sono ridotti al minimo nella dieta chetogenica, generalmente al 5-10% dell'assunzione calorica totale, il che significa che la maggior parte delle diete chetogeniche limita l'assunzione di carboidrati a meno di 50 grammi al giorno, e in alcuni casi anche meno.

3. Benefici della Chetosi:

Essere in chetosi ha diversi vantaggi, tra cui la perdita di peso, una maggiore stabilità dei livelli di zucchero nel sangue, miglioramento della concentrazione e dell'efficienza mentale, riduzione dell'infiammazione e potenziali benefici nella prevenzione o nel trattamento di patologie specifiche come il diabete di tipo 2 e alcune forme di cancro.

4. Cosa Aspettarsi:

Adottare una dieta chetogenica può comportare alcuni effetti collaterali iniziali mentre il corpo si adatta a bruciare grasso anziché carboidrati. Questo periodo, spesso chiamato "influenza chetogenica", può includere sintomi come affaticamento, mal di testa, vertigini e irritabilità. Tuttavia, questi sintomi tendono a dissiparsi dopo che il corpo si è completamente adattato alla nuova fonte di energia.

5. La dieta Chetogenica a Lungo Termine:

Mentre molti adottano la dieta chetogenica per periodi limitati per raggiungere specifici obiettivi di salute o di perdita di peso, altri scelgono di seguirlo come uno stile di vita a lungo termine. In entrambi i casi, è essenziale monitorare gli effetti della dieta sul proprio corpo e fare regolari controlli medici per assicurarsi che la dieta non causi carenze nutrizionali o altri problemi di salute.

In sintesi, la dieta chetogenica è più di una semplice dieta; è un cambiamento nel modo in cui il vostro corpo ottiene energia. Introdurre questo cambio nel modo corretto può portare a benefici significativi per la salute e il benessere, rendendola una potente strumento nella vostra cassetta degli attrezzi per la gestione della salute e del peso.

Storia della Dieta Chetogenica

La dieta chetogenica, sebbene abbia guadagnato una popolarità esplosiva negli ultimi decenni come strumento per la perdita di peso e il miglioramento della salute, ha radici storiche che si estendono molto più indietro nel tempo, spesso in contesti sorprendentemente diversi da quelli attuali.

1. Origini Mediche Antiche:

Le origini della dieta chetogenica possono essere fatte risalire all'antica Grecia, dove il digiuno era comunemente utilizzato per trattare diverse malattie, inclusi i disturbi convulsivi. Ippocrate, nel V secolo a.C., descriveva il digiuno come un trattamento efficace per l'epilessia. Questa pratica è continuata attraverso i secoli, utilizzata anche in ambito religioso e medico per purificare il corpo e la mente.

2. Rivisitazioni Moderne e Epilessia:

La versione moderna della dieta chetogenica è stata sviluppata nei primi anni del 1920 da Dr. Russell Wilder alla Mayo Clinic come trattamento non farmacologico per l'epilessia. Wilder scopre che il mantenimento di uno stato di chetosi attraverso il digiuno aveva effetti simili nel controllo delle crisi epilettiche. Tuttavia, il digiuno a lungo termine non era sostenibile, così formulò una dieta che mimasse gli effetti metabolici del digiuno prolungato senza rinunciare all'assunzione calorica. Questo regime alimentare fu chiamato "dieta chetogenica" per la prima volta.

3. Declino e Rinascita:

Con l'introduzione degli anticonvulsivanti negli anni '30, l'uso della dieta chetogenica come trattamento per l'epilessia diminuì notevolmente. Tuttavia, negli anni '90, grazie agli sforzi di persone come Jim Abrahams, un produttore cinematografico la cui esperienza personale con il figlio affetto da epilessia grave lo portò a fondare la Charlie Foundation, la dieta chetogenica fu riscoperta e promossa. La fondazione aiutò a finanziare ricerche e a promuovere la dieta come un'efficace alternativa terapeutica.

4. La Dieta Chetogenica nella Cultura Popolare:

All'inizio del XXI secolo, la dieta chetogenica iniziò a essere adottata ben oltre il contesto medico, guadagnando popolarità come metodo efficace per la perdita di peso. Celebrità e atleti contribuirono a diffondere la conoscenza di questo regime alimentare, mettendo in luce i suoi benefici non solo come trattamento medico ma come stile di vita per migliorare la salute generale e ottimizzare le prestazioni fisiche.

5. Ricerca e Evoluzione Continua:

Oggi, la dieta chetogenica è oggetto di intensa ricerca scientifica, che indaga i suoi effetti su diverse condizioni di salute, dalla perdita di peso alla malattia di Alzheimer, dal diabete di tipo 2 al cancro. La sua capacità di ridurre l'infiammazione e di modificare il metabolismo energetico la rende un punto di interesse crescente nel campo della medicina e della nutrizione.

In conclusione, la dieta chetogenica ha una storia lunga e variegata, evolvendosi da un trattamento medico antico a uno dei regimi alimentari più discussi e studiati del nostro tempo. La sua capacità di adattarsi e rimanere rilevante testimonia la sua efficacia e il potenziale impatto sulla salute umana.

Benefici Comprovati della Dieta Chetogenica

La dieta chetogenica non solo ha una lunga storia, ma vanta anche una solida base di ricerca che ne sostiene i benefici per la salute. Di seguito, esploreremo alcuni dei principali vantaggi che la scienza ha associato a questo regime alimentare.

1. Perdita di Peso:

Uno dei benefici più evidenti e ricercati della dieta chetogenica è la perdita di peso rapida ed efficace. Quando il corpo entra in stato di chetosi, utilizza i grassi come principale fonte di energia, consumando così le riserve di grasso corporeo. Diversi studi hanno dimostrato che le diete a basso contenuto di carboidrati sono spesso più efficaci per la perdita di peso a lungo termine rispetto alle diete a basso contenuto di grassi, principalmente a causa della maggiore sazietà fornita dai grassi e dalla riduzione dell'appetito.

2. Controllo della Glicemia e Gestione del Diabete:

La riduzione del consumo di carboidrati è direttamente collegata a una diminuzione dei livelli di glucosio nel sangue e, di conseguenza, a una minore necessità di insulina. Questo rende la dieta chetogenica una strategia particolarmente interessante per le persone con diabete di tipo 2 o pre-diabete. Alcuni studi hanno osservato miglioramenti significativi nei pazienti diabetici che seguono una dieta chetogenica, incluso il potenziale per ridurre o eliminare la necessità di farmaci per il diabete.

3. Miglioramento della Funzione Cerebrale:

Le funzioni cognitive possono beneficiare significativamente della dieta chetogenica. I chetoni forniti da questa dieta sono una fonte di energia altamente efficace per il cervello e possono ridurre i processi infiammatori neurali. Ciò può essere particolarmente vantaggioso in condizioni neurodegenerative come l'epilessia, la malattia di Alzheimer e il morbo di Parkinson. La ricerca ha mostrato che la chetosi può migliorare la memoria e ridurre gli episodi di crisi epilettiche in modo significativo.

4. Riduzione dell'Infiammazione:

I chetoni hanno proprietà anti-infiammatorie, che possono aiutare a ridurre l'infiammazione sistemica nel corpo. Questo è particolarmente vantaggioso per le condizioni di salute croniche influenzate dall'infiammazione, come le malattie cardiache, l'artrite e le malattie autoimmuni. La riduzione dell'infiammazione può anche contribuire al miglioramento generale del benessere e alla riduzione del dolore.

5. Benefici Cardiovascolari:

Nonostante l'alta assunzione di grassi, quando seguita correttamente, la dieta chetogenica può portare a miglioramenti nei fattori di rischio cardiovascolare, tra cui la riduzione dei livelli di trigliceridi, aumento del colesterolo HDL (il "buono") e miglioramento del profilo delle lipoproteine a densità molto bassa (VLDL). Questi cambiamenti sono favorevoli per la salute del cuore.

6. Potenziali Applicazioni Antitumorali:

La ricerca preliminare suggerisce che la dieta chetogenica potrebbe avere un ruolo nel trattamento del cancro. Le cellule tumorali tipicamente si nutrono di glucosio per crescere e moltiplicarsi; limitando drasticamente il glucosio, la dieta chetogenica potrebbe "affamare" le cellule tumorali e ridurre la progressione del tumore.

In sintesi, la dieta chetogenica offre una varietà di benefici comprovati, che spaziano dal controllo del peso e del diabete a effetti neuroprotettivi e potenziali benefici nel trattamento del cancro. Tuttavia, è essenziale consultare un medico o un dietologo prima di iniziare qualsiasi dieta significativa, specialmente se si hanno condizioni di salute preesistenti.

Mitologie e Misconcezioni Comuni

La dieta chetogenica, come molte altre diete che hanno guadagnato popolarità rapidamente, è circondata da una serie di miti e misconcezioni. Questi possono creare confusione e ostacolare coloro che potrebbero trarre beneficio da questo regime alimentare. Ecco alcuni dei miti più comuni sfatati con informazioni basate sulla scienza.

1. "La dieta chetogenica è ad alta proteina":

Contrariamente a quanto spesso si crede, la dieta chetogenica non è un regime ad alto contenuto proteico. È una dieta ad alto contenuto di grassi e basso contenuto di carboidrati, con un moderato apporto di proteine. Un eccesso di proteine può effettivamente ostacolare la produzione di chetoni, dato che il corpo può convertire le proteine in glucosio attraverso un processo chiamato gluconeogenesi, potenzialmente tirandoti fuori dalla chetosi.

2. "La dieta chetogenica è dannosa per il cuore a causa dell'elevato consumo di grassi": Mentre è vero che la dieta chetogenica include un significativo aumento nell'assunzione di grassi, non necessariamente porta a problemi cardiaci. È importante distinguere tra diversi tipi di grassi; la dieta chetogenica promuove l'assunzione di grassi salutari, come quelli presenti nell'avocado, nei pesci grassi, nell'olio di oliva e nelle noci. Studi indicano che quando seguita correttamente, questa dieta può migliorare i fattori di rischio cardiovascolare come i livelli di colesterolo HDL, riduzione dei trigliceridi e miglioramento della pressione sanguigna.

3. "La dieta chetogenica è insostenibile a lungo termine":

Molti criticano la dieta chetogenica per essere insostenibile nel lungo periodo. Tuttavia, la sostenibilità di qualsiasi dieta varia da individuo a individuo. Alcune persone trovano che una dieta chetogenica sia perfettamente gestibile a lungo termine, specialmente quando si adatta per includere una varietà di alimenti e si modifica per soddisfare esigenze nutrizionali e preferenze personali.

4. "La dieta chetogenica causa carenze nutritive":

Se non pianificata adeguatamente, la dieta chetogenica può portare a carenze di micronutrienti, soprattutto perché limita o elimina molti alimenti che sono buone fonti di vitamine e minerali. Tuttavia, con una pianificazione attenta e, se necessario, l'uso di integratori, è possibile seguire una dieta chetogenica ben bilanciata che fornisce tutti i nutrienti essenziali.

5. "La dieta chetogenica è per tutti":

Nonostante i suoi molti benefici, la dieta chetogenica non è adatta per tutti. Condizioni specifiche, come malattie del fegato, del pancreas, disturbi renali, o disordini del metabolismo dei grassi, possono rendere la dieta chetogenica inappropriata o addirittura pericolosa. Inoltre, donne incinte o in allattamento dovrebbero evitare di iniziare una dieta chetogenica a causa delle esigenze nutrizionali specifiche durante questi periodi.

Questi esempi illustrano l'importanza di avvicinarsi alla dieta chetogenica con una comprensione chiara e basata su fatti concreti, nonché di consultare professionisti sanitari prima di apportare cambiamenti significativi alla propria dieta, soprattutto se si hanno condizioni preesistenti o preoccupazioni specifiche per la salute.

Perché Scegliere la Dieta Chetogenica?

Decidere di adottare la dieta chetogenica può derivare da diverse motivazioni, tutte valide e spesso interconnesse. Ecco alcuni dei motivi principali per cui le persone scelgono di seguire questo particolare regime alimentare.

1. Perdita di Peso Efficace e Rapida:

Uno dei motivi più comuni per scegliere la dieta chetogenica è la sua efficacia nella perdita di peso rapida. A causa del basso apporto di carboidrati, il corpo è costretto a bruciare i grassi come principale fonte di energia, il che può portare a una riduzione significativa del peso corporeo. Inoltre, l'alto contenuto di grassi e proteine promuove una maggiore sazietà, riducendo la fame e l'apporto calorico complessivo.

2. Controllo del Glucosio nel Sangue e Gestione del Diabete:

La dieta chetogenica è particolarmente vantaggiosa per chi deve gestire i livelli di glucosio nel sangue, come nel caso del diabete di tipo 2. La riduzione dell'assunzione di carboidrati previene grandi picchi di zucchero nel sangue e può contribuire a stabilizzare i livelli di insulina, rendendo più facile la gestione della condizione.

3. Benefici Neurologici:

La ricerca ha dimostrato che la dieta chetogenica può avere effetti benefici su diverse condizioni neurologiche, tra cui l'epilessia, il morbo di Alzheimer e il morbo di Parkinson. I chetoni prodotti durante la chetosi possono fornire energia alternativa per il cervello e proteggere contro il danno neurologico.

4. Riduzione dell'Infiammazione:

Un altro motivo per scegliere la dieta chetogenica è la sua capacità di ridurre l'infiammazione sistemica, che è un fattore contributivo in molte malattie croniche. La chetosi modula i percorsi infiammatori e riduce il stress ossidativo, promuovendo una migliore salute generale e riducendo il rischio di sviluppare malattie croniche.

5. Potenziale Antitumorale:

Anche se la ricerca è ancora nelle sue fasi preliminari, alcuni studi suggeriscono che la dieta chetogenica potrebbe aiutare a combattere il cancro limitando la disponibilità di glucosio per le cellule tumorali, che tendono a essere altamente dipendenti dal glucosio per la crescita e la sopravvivenza.

6. Semplicità e Chiarezza del Piano Alimentare:

Molti trovano la dieta chetogenica attraente per la sua relativa semplicità. Eliminando la maggior parte dei carboidrati, gli individui possono concentrarsi su un gruppo più ristretto di alimenti, facilitando la pianificazione dei pasti e riducendo la possibilità di scelte alimentari impulsive che possono sabotare gli obiettivi di salute.

7. Miglioramento del Profilo Lipidico:

Nonostante il suo alto contenuto di grassi, la dieta chetogenica può migliorare il profilo lipidico, aumentando il colesterolo HDL (buono) e riducendo i trigliceridi. Questo può portare a una riduzione del rischio di malattie cardiovascolari.

In conclusione, la scelta della dieta chetogenica può essere guidata da una varietà di fattori, che spaziano dalla ricerca di una perdita di peso efficace al desiderio di migliorare condizioni specifiche di salute o stabilizzare i livelli energetici. Prima di intraprendere qualsiasi cambiamento dietetico significativo, è consigliabile consultare un medico o un nutrizionista per assicurarsi che la dieta scelta sia appropriata e sicura per le proprie condizioni di salute individuali.

Capitolo 2: La Scienza della Chetosi

Il Metabolismo dei Carboidrati vs. quello dei Grassi

Per comprendere appieno il funzionamento della dieta chetogenica, è essenziale analizzare come il corpo umano metabolizza due fonti primarie di energia: i carboidrati e i grassi. Questi due processi metabolici sono fondamentali per determinare come il nostro corpo produce energia e come può essere influenzato dal cambiamento nella dieta.

1. Il Metabolismo dei Carboidrati:

Il metabolismo dei carboidrati inizia quando mangiamo alimenti che contengono carboidrati, come pane, pasta, frutta e zuccheri. Una volta ingeriti, i carboidrati sono scomposti in glucosio, che entra nel flusso sanguigno. La presenza di glucosio nel sangue stimola il pancreas a rilasciare insulina, l'ormone responsabile della regolazione dei livelli di glucosio nel sangue.

L'insulina aiuta il glucosio a entrare nelle cellule del corpo, dove viene utilizzato per produrre energia attraverso un processo chiamato glicolisi. Il glucosio non utilizzato viene poi convertito e immagazzinato come glicogeno nei muscoli e nel fegato, o convertito in grassi (trigliceridi) e immagazzinato nel tessuto adiposo.

2. Il Metabolismo dei Grassi:

Il metabolismo dei grassi diventa predominante quando l'assunzione di carboidrati è drasticamente ridotta, come nella dieta chetogenica. In assenza di un apporto sufficiente di glucosio, il corpo deve cercare un'altra fonte di energia. Qui entrano in gioco i grassi. Il processo inizia con la lipolisi, in cui i trigliceridi immagazzinati nel tessuto adiposo sono scomposti in acidi grassi e glicerolo.

Gli acidi grassi possono essere utilizzati direttamente come fonte di energia dai muscoli, mentre il fegato converte parte di questi acidi grassi in molecole chiamate corpi chetonici attraverso un processo chiamato chetogenesi. I corpi chetonici, come l'acetoacetato e il beta-idrossibutirrato, possono attraversare la barriera emato-encefalica e fornire energia al cervello, un organo che normalmente dipende quasi esclusivamente dal glucosio.

3. Confronto e Implicazioni per la Salute:

Il passaggio da un metabolismo basato sui carboidrati a uno basato sui grassi comporta significativi cambiamenti nel corpo. Questo cambio può avere numerosi benefici per la salute, come già discusso: miglior controllo del glucosio nel sangue, perdita di peso, riduzione dell'infiammazione, e potenziali benefici neuroprotettivi.

Tuttavia, è importante notare che mentre il metabolismo dei grassi è più efficiente in termini di energia per grammo rispetto ai carboidrati, il processo di chetogenesi può anche essere più lento e complesso, richiedendo una gestione attenta dell'equilibrio elettrolitico e una sufficiente assunzione di nutrienti.

In sintesi, il metabolismo dei carboidrati e dei grassi rappresenta due diverse strategie energetiche del corpo, ciascuna con i suoi vantaggi e svantaggi. La dieta chetogenica sfrutta questo cambio per ottenere risultati specifici, come la perdita di peso e miglioramenti nella gestione di alcune condizioni di salute, rendendo essenziale una comprensione approfondita di questi processi per chiunque consideri questo regime alimentare.

Cosa Significa Essere in Stato di Chetosi

Entrare in uno stato di chetosi è l'obiettivo principale della dieta chetogenica e rappresenta una modifica significativa nel modo in cui il corpo umano produce energia. Ma cosa significa esattamente essere in stato di chetosi e quali sono gli effetti su corpo e mente?

1. Definizione di Chetosi:

La chetosi è uno stato metabolico in cui il corpo utilizza i corpi chetonici per energia invece del glucosio derivante dai carboidrati. Questo stato si verifica quando l'assunzione di carboidrati è ridotta drasticamente (tipicamente meno di 50 grammi al giorno) e il corpo esaurisce le sue scorte di glicogeno, la forma immagazzinata di glucosio.

2. Il Processo di Chetogenesi:

Quando le riserve di glicogeno si esauriscono, il fegato inizia a convertire gli acidi grassi in corpi chetonici, un processo noto come chetogenesi. I principali corpi chetonici prodotti durante la chetogenesi sono:

- Acetoacetato

- Beta-idrossibutirrato (BHB)

- Acetone (prodotto in minor quantità e espirato attraverso il respiro)

Questi corpi chetonici servono come fonte alternativa di energia, particolarmente per il cervello, che non può utilizzare gli acidi grassi direttamente.

3. Entrare in Chetosi:

Il passaggio dal metabolismo basato sui carboidrati a quello basato sui grassi non è immediato. Ci possono volere da alcuni giorni fino a una settimana per entrare in chetosi, a seconda del metabolismo individuale, della quantità di glicogeno immagazzinato e del livello di restrizione dei carboidrati.

4. Come Si Sente Essere in Chetosi: Essere in chetosi può sentirsi diverso da persona a persona. Alcuni degli effetti più comuni includono:

- Diminuzione dell'appetito: I corpi chetonici possono ridurre la fame, facilitando la riduzione dell'apporto calorico.

- Aumento dell'energia e maggiore chiarezza mentale: Dopo superare la fase iniziale di adattamento, molti riportano livelli più elevati di energia e miglioramento delle funzioni cognitive.

- Perdita di peso: La chetosi facilita la perdita di peso corporeo, poiché il corpo utilizza i grassi immagazzinati per energia.

5. Monitoraggio della Chetosi:

Per confermare l'entrata in chetosi, molte persone utilizzano strisce reattive per l'urina, dispositivi di misurazione del respiro o misuratori di sangue che rilevano i livelli di BHB. Questi strumenti possono aiutare a gestire e ottimizzare la dieta chetogenica in base alle risposte individuali.

In conclusione, essere in stato di chetosi significa che il corpo ha efficacemente cambiato la sua principale fonte di energia dal glucosio ai grassi e ai corpi chetonici. Questo stato offre vari benefici, dalla perdita di peso alla riduzione dell'appetito e miglioramenti nel funzionamento mentale, ma richiede anche un attento monitoraggio e adattamento per mantenere l'equilibrio nutrizionale e la salute generale.

I Processi Biologici Coinvolti nella Chetosi

La chetosi coinvolge diversi processi biologici complessi che trasformano il modo in cui il corpo umano produce energia. Esaminare questi processi aiuta a comprendere meglio come la dieta chetogenica influenzi il metabolismo e promuova benefici per la salute. Ecco una panoramica dei principali processi biologici coinvolti nella chetosi:

1. Lipolisi e Mobilizzazione dei Grassi:

Il primo passo verso la chetosi inizia con la lipolisi, il processo di scissione dei trigliceridi (la forma principale di grasso corporeo) in acidi grassi liberi e glicerolo. Questo processo è stimolato dalla riduzione dell'insulina, che normalmente aiuta a immagazzinare il grasso. Con l'assunzione limitata di carboidrati, i livelli di insulina diminuiscono, attivando gli enzimi lipolitici che scindono i grassi immagazzinati.

2. Chetogenesi nel Fegato:

Gli acidi grassi liberi rilasciati durante la lipolisi vengono trasportati al fegato, dove entrano nel processo di chetogenesi. Qui, gli acidi grassi subiscono una serie di trasformazioni biochimiche. Sotto l'azione di enzimi come la tiolasi, gli acidi grassi sono convertiti in Acetoacetato, il primo dei corpi chetonici. L'Acetoacetato può essere ridotto ulteriormente a Beta-idrossibutirrato (BHB) o decarbossilato in Acetone, un altro corpo chetonico.

3. Utilizzo dei Corpi Chetonici per la Produzione di Energia:

I corpi chetonici prodotti nel fegato vengono rilasciati nel flusso sanguigno e trasportati a vari tessuti, incluso il cervello. Nei tessuti, i corpi chetonici possono essere riconvertiti in Acetoacetato e successivamente in Acetil-CoA, che entra nel ciclo di Krebs (o ciclo dell'acido citrico), un processo centrale nella produzione cellulare di energia. Questo permette ai corpi chetonici di servire come una fonte di energia alternativa al glucosio.

4. Adattamento Metabolico e Omeostasi:

Durante la chetosi, il corpo passa attraverso un periodo di adattamento in cui regola vari processi biochimici per ottimizzare l'uso dei corpi chetonici per l'energia. Questo include modifiche nella regolazione ormonale, nell'espressione genica e nelle vie metaboliche per sostenere un metabolismo basato sui grassi piuttosto che sui carboidrati. Per esempio, si osserva un aumento nella sintesi di enzimi coinvolti nella chetogenesi e una diminuzione nella produzione di quelli per la glicolisi.

5. Regolazione Ormonale:

Gli ormoni giocano un ruolo cruciale nella modulazione della chetosi. La riduzione dei livelli di insulina a seguito di un minore consumo di carboidrati è un fattore chiave. Allo stesso tempo, aumenta la produzione di glucagone, un ormone che promuove la lipolisi e la chetogenesi. Altri ormoni, come le catecolamine (adrenalina e noradrenalina), sono coinvolti nel sostenere questi cambiamenti metabolici durante lo stato di chetosi.

In conclusione, la chetosi è un fenomeno complesso e coordinato che coinvolge cambiamenti sostanziali nel metabolismo del corpo. Questi cambiamenti non solo permettono di utilizzare i grassi come principale fonte di energia, ma offrono anche benefici per la salute legati alla perdita di peso, al miglioramento del controllo glicemico e alla riduzione dell'infiammazione.

Misurare la Chetosi: Strumenti e Tecniche

Per coloro che seguono una dieta chetogenica, monitorare lo stato di chetosi può essere essenziale per ottimizzare i risultati e mantenere il regime alimentare nel modo corretto. Esistono diversi metodi per misurare la chetosi, ciascuno con i propri vantaggi e limitazioni. Ecco una panoramica degli strumenti e delle tecniche più comuni utilizzati per monitorare la chetosi:

1. Strisce Reattive per l'Urina:

Le strisce reattive per l'urina sono uno strumento semplice ed economico per rilevare la presenza di corpi chetonici nell'urina, principalmente l'acetoacetato. Questo metodo non è il più preciso, poiché può essere influenzato da vari fattori, come l'idratazione e l'evoluzione della dieta nel tempo. Tuttavia, per i principianti che vogliono una conferma rapida che il loro corpo sta producendo corpi chetonici, queste strisce possono essere un'opzione pratica.

2. Misuratori di Chetoni nel Respiro:

I misuratori di chetoni nel respiro analizzano la quantità di acetone presente nel respiro. Questo metodo è non invasivo e può essere utilizzato più volte al giorno senza costi aggiuntivi per strisce o lancette. Anche se meno accurato rispetto alla misurazione nel sangue, fornisce una buona indicazione dell'entrata e del mantenimento della chetosi.

3. Misuratori di Chetoni nel Sangue:

Considerati lo standard d'oro per la misurazione della chetosi, i misuratori di chetoni nel sangue determinano la concentrazione di beta-idrossibutirrato (BHB) nel sangue. Questi dispositivi sono simili ai glucometri usati dai diabetici e forniscono risultati precisi. Tuttavia, il costo delle strisce di misurazione può essere un fattore limitante per alcuni utenti.

4. Osservazione dei Sintomi:

Oltre ai metodi strumentali, l'osservazione dei sintomi può anche offrire indizi sulla chetosi. Sintomi come una ridotta sensazione di fame, maggiore energia mentale, perdita di peso costante e alito chetonico (odore fruttato o simile al solvente dall'alito) possono indicare che il corpo è in chetosi.

5. Monitoraggio Digitale:

Con l'avanzamento della tecnologia, stanno emergendo nuove applicazioni e dispositivi wearable che promettono di monitorare lo stato di chetosi in tempo reale attraverso vari parametri biologici. Questi strumenti sono ancora in fase di sviluppo e potrebbero offrire in futuro un modo più integrato e meno invasivo per tracciare la chetosi.

Considerazioni Pratiche:

È importante notare che il livello ottimale di chetosi può variare da individuo a individuo, e non tutti necessitano di misurazioni frequenti. Per alcuni, soprattutto coloro che seguono la dieta chetogenica per il controllo del peso o per benefici generali di salute, l'osservazione dei sintomi e l'uso occasionale delle strisce urinarie potrebbero essere sufficienti. Per altri, come coloro che utilizzano la dieta chetogenica per il controllo di condizioni mediche specifiche, la misurazione precisa dei livelli di chetoni nel sangue può essere cruciale.

In sintesi, scegliere il metodo di misurazione più adatto dipende dagli obiettivi individuali, dalla necessità di precisione, dal budget e dalla praticità desiderata.

Effetti a Lungo Termine della Chetosi

La chetosi, quando gestita correttamente e sotto la guida di professionisti sanitari, può portare numerosi benefici a lungo termine per la salute. Questi effetti positivi possono variare da miglioramenti metabolici a benefici neurologici, contribuendo a una migliore qualità di vita generale. Di seguito, esploriamo alcuni di questi effetti benefici duraturi della chetosi.

1. Gestione Efficiente del Peso:

Uno degli effetti a lungo termine più noti e ricercati della dieta chetogenica è la gestione del peso. La capacità della dieta di ridurre l'appetito e aumentare la lipolisi aiuta gli individui a mantenere un deficit calorico senza il disagio della fame costante, facilitando la perdita di peso sostenuta e prevenendo l'effetto yo-yo comune in molte altre diete.

2. Miglioramento della Salute Cardiovascolare:

Contrariamente alle preoccupazioni comuni, molti studi hanno evidenziato come una dieta chetogenica ben pianificata possa migliorare il profilo lipidico. Questo include la riduzione dei livelli di trigliceridi, l'aumento del colesterolo HDL e la possibile riduzione del colesterolo LDL. Questi cambiamenti contribuiscono a una riduzione del rischio di malattie cardiovascolari a lungo termine.

3. Stabilizzazione dei Livelli di Zucchero nel Sangue:

La dieta chetogenica può offrire benefici significativi per coloro che soffrono di diabete tipo 2 o pre-diabete. La riduzione dell'assunzione di carboidrati limita i picchi di zucchero nel sangue e migliora la sensibilità all'insulina, facilitando un controllo glicemico più stabile e riducendo la necessità di farmaci.

4. Benefici Neurologici:

La dieta chetogenica ha mostrato promettenti effetti neuroprotettivi, utili non solo per la gestione dell'epilessia, ma anche per il potenziale trattamento di altre condizioni neurodegenerative come Alzheimer e Parkinson. I corpi chetonici sono considerati neuroprotettivi, poiché forniscono un'efficace fonte di energia per il cervello e possono ridurre i processi infiammatori a livello cerebrale.

5. Riduzione dell'Infiammazione:

Uno degli effetti meno visibili ma più benefici della chetosi è la riduzione dell'infiammazione sistemica. Questo effetto può avere implicazioni positive per una vasta gamma di condizioni di salute, inclusi disturbi autoimmuni, malattie infiammatorie croniche dell'intestino e condizioni della pelle come la psoriasi.

6. Miglioramento della Longevità e Riduzione del Rischio di Alcune Malattie:

Ricerche recenti suggeriscono che la chetosi può influenzare positivamente i meccanismi di invecchiamento e migliorare la longevità. Inoltre, la capacità di "affamare" le cellule tumorali di glucosio potrebbe ridurre il rischio o influenzare la progressione di alcuni tipi di cancro.

7. Sostenibilità e Adattabilità:

A differenza di quanto comunemente si pensa, molti individui trovano la dieta chetogenica sostenibile a lungo termine, specialmente quando adattata per includere una varietà di alimenti ricchi di nutrienti e permettendo flessibilità quando necessario.

In conclusione, la dieta chetogenica offre una serie di benefici a lungo termine che possono contribuire significativamente alla salute e al benessere generale. Tuttavia, è cruciale che questa dieta sia seguita sotto supervisione medica, specialmente in fasi prolungate, per garantire che tutti i benefici possano essere ottenuti senza effetti collaterali indesiderati.

Capitolo 3: Alimenti e Pianificazione dei Pasti

Alimenti da Preferire e da Evitare

La chiave per ottenere successo con la dieta chetogenica è comprendere quali alimenti si dovrebbero preferire e quali evitare per mantenere il corpo in uno stato di chetosi ottimale. Questo equilibrio alimentare è cruciale non solo per indurre la chetosi, ma anche per sostenerla nel tempo, garantendo un apporto nutrizionale bilanciato e sano.

Alimenti da Preferire nella Dieta Chetogenica:

1. **Grassi e Oli Sani**

   - **Oli:** Olio di cocco, olio di oliva, olio di avocado e altri oli premiti a freddo sono eccellenti per cucinare e condire.

   - **Burro e Ghee:** Ricchi di grassi saturi, sono ideali per cucinare a temperature alte.

   - **Grassi animali:** Lardo, strutto e grasso d'oca, utilizzati con moderazione, possono essere inclusi per aggiungere sapore.

2. **Proteine**

   - **Carne:** Manzo, maiale, agnello, selvaggina; preferibilmente allevati al pascolo o biologici per evitare ormoni e antibiotici.

   - **Pollame:** Pollo, tacchino, anatra; la pelle è ricca di grassi buoni.

   - **Pesce grasso:** Salmone, sgombro, aringhe, e sardine sono ricchi di Omega-3.

   - **Uova:** Una fonte completa di proteine, ricche di nutrienti, ideali per la colazione o come snack.

3. **Latticini Grassi**

   - **Formaggi ad alto contenuto di grassi:** Parmigiano, brie, mozzarella e altri formaggi stagionati.

   - **Panna e Panna acida:** Utili per arricchire salse e zuppe.

   - **Yogurt intero e greco:** Scegliere prodotti senza zuccheri aggiunti.

4. **Verdure a Basso Contenuto di Carboidrati**

   - **Foglie verdi:** Spinaci, kale, lattuga romana, e altre verdure a foglia verde.

   - **Crucifere:** Broccoli, cavolfiori, cavoli di Bruxelles, e cavoli.

   - **Altri vegetali:** Zucchine, asparagi, cetrioli, e peperoni.

5. **Frutta a Guscio e Semi**

   - **Noci e semi:** Mandorle, noci, noci pecan, semi di lino, semi di chia, e semi di zucca.

   - **Burro di noci:** Burro di mandorle o di arachidi senza zuccheri aggiunti.

6. **Condimenti**

   - **Erbe e spezie:** Basilico, coriandolo, rosmarino, timo, curcuma, paprika, ecc.

   - **Salse:** Salsa di soia a basso contenuto di carboidrati, maionese fatta in casa, senape.

Alimenti da Evitare nella Dieta Chetogenica:

1. **Alimenti Ricchi di Carboidrati**

   - **Cereali e derivati:** Pane, pasta, riso, cereali, farina di qualsiasi tipo.

   - **Legumi:** Fagioli, lenticchie, piselli.

   - **Radici e tuberi:** Patate, carote, barbabietole.

2. **Frutta Dolce**

   - **Frutti ad alto indice glicemico:** Banane, uva, mango, ananas.

   - **Succhi di frutta:** Anche quelli naturali sono ricchi di zuccheri.

3. **Dolcificanti e Dolci**

   - **Zucchero:** Bianco, di canna, miele, sciroppi.

   - **Dolci:** Cioccolato al latte, caramelle, gelati, biscotti, torte.

4. **Bevande Zuccherate**

   - **Soft drinks:** Cola, limonate e altre bevande gassate dolci.

   - **Alcolici dolci:** Birra, cocktail a base di succhi di frutta o liquori zuccherati.

5. **Alcuni Latticini**

   - **Latticini a basso contenuto di grassi:** Latte scremato, yogurt magro, e formaggi a ridotto contenuto di grassi spesso contengono zuccheri aggiunti.

Incorporare gli alimenti preferibili e evitare quelli incompatibili con lo stato di chetosi è fondamentale per il successo della dieta chetogenica. La chiave è mantenere il giusto equilibrio tra apporto di grassi, proteine e carboidrati per sostenere la chetosi mentre si fornisce al corpo tutti i nutrienti necessari per funzionare ottimamente.

Pianificazione dei Pasti Chetogenici: Principi Base

Pianificare i pasti in una dieta chetogenica non è solo questione di scegliere gli alimenti giusti; è anche importante capire come combinarli in modo efficace per mantenere il corpo in stato di chetosi e assicurare un'adeguata nutrizione. Ecco una guida dettagliata sulla pianificazione dei pasti chetogenici che include strategie per massimizzare i benefici di questa dieta mentre si evitano carenze nutrizionali.

1. Comprensione del Bilancio dei Macronutrienti:

- **Grassi:** Circa il 70-80% delle calorie giornaliere dovrebbe provenire dai grassi. Scegli grassi sani come olio di oliva, olio di cocco, burro, lardo e grassi presenti in alimenti integrali come avocado, noci e semi.

- **Proteine:** Le proteine dovrebbero rappresentare circa il 20-25% del fabbisogno calorico giornaliero. È importante non eccedere, poiché un consumo troppo elevato può portare fuori dalla chetosi.

- **Carboidrati:** I carboidrati dovrebbero essere limitati a circa 20-50 grammi al giorno, provenienti principalmente da verdure a basso contenuto di carboidrati, noci e semi.

2. Pianificazione dei Pasti:

- **Colazione:** Potresti iniziare la giornata con uova strapazzate con spinaci e avocado, o un frullato di cocco e frutti di bosco a basso contenuto di carboidrati.

- **Pranzo:** Una grande insalata con verdure miste, pollo grigliato, formaggio feta, olive e un abbondante condimento a base di olio d'oliva o un piatto di zoodle (zucchine tagliate a spirale) con sugo di carne.

- **Cena:** Salmone al forno con un contorno di asparagi saltati nel burro, o bistecca alla griglia con purè di cavolfiore al burro e erbe aromatiche.

- **Spuntini:** Stuzzichini come noci, formaggio, o un avocado tagliato a metà con un po' di sale e pepe.

3. Gestione delle Porzioni e Conteggio dei Macronutrienti:

- Utilizzare applicazioni di tracciamento dei nutrienti può aiutare a mantenere il giusto equilibrio dei macronutrienti e a monitorare l'assunzione giornaliera di carboidrati.

- È importante leggere le etichette nutrizionali per assicurarsi che gli alimenti siano a basso contenuto di carboidrati e adatti alla dieta chetogenica.

4. Preparazione dei Pasti:

- Dedicare tempo alla preparazione dei pasti può semplificare la dieta chetogenica durante la settimana. Preparare in anticipo porzioni di proteine come pollo, manzo o pesce e abbinarli a verdure già tagliate o pre-cotte.

- Cucinare in lotti grandi può ridurre il tempo trascorso in cucina e aiutare a resistere alla tentazione di deviare dalla dieta.

5. Variazione e Rotazione degli Alimenti:

- Variare le fonti di proteine e verdure per garantire un'ampia gamma di nutrienti e prevenire la noia alimentare.

- Esplorare diverse erbe e spezie per aggiungere varietà e migliorare il gusto dei piatti senza aggiungere carboidrati extra.

6. Supplementazione e Nutrienti Essenziali:

- Considerare integratori come olio di pesce, vitamina D e magnesio per compensare potenziali carenze dietetiche.

- Assicurarsi di consumare abbastanza sodio, potassio e magnesio per evitare squilibri elettrolitici, specialmente nelle prime fasi della dieta quando la perdita di sali minerali può essere più significativa.

7. Ascoltare il Proprio Corpo:

- Osservare come reagisce il corpo a vari alimenti e regolare la dieta di conseguenza. Alcune persone possono tollerare più carboidrati, mentre altre devono limitarli maggiormente per mantenere la chetosi.

8. Mantenimento a Lungo Termine:

- Considerare l'introduzione di giorni di ricarica di carboidrati se si segue la dieta chetogenica per un lungo periodo, per supportare la salute tiroidea e ripristinare le scorte di glicogeno.

In conclusione, la pianificazione dei pasti nella dieta chetogenica richiede una comprensione approfondita dei principi nutrizionali e una buona dose di preparazione. Mantenere un approccio flessibile e attento può aiutare a sfruttare i benefici della dieta chetogenica mentre si godono pasti soddisfacenti e nutrizionalmente equilibrati.

La Spesa Ideale per la Dieta Chetogenica

La spesa per una dieta chetogenica non è solo una questione di cosa mettere nel carrello, ma di come pensare agli alimenti in termini di macro e micronutrienti, qualità, e freschezza. Per chi segue una dieta chetogenica, fare la spesa diventa un'arte che combina scienza e preferenze personali.

Capire Cosa Comprare

Prima di entrare in un supermercato, è essenziale avere una strategia. Le persone che seguono la dieta chetogenica devono prioritizzare gli alimenti che supportano uno stato di chetosi, ovvero quelli ricchi di grassi buoni e poveri di carboidrati. Tuttavia, è altrettanto importante evitare di cadere nella trappola di consumare solo cibi grassi senza considerare la qualità e la varietà nutrizionale.

Il primo passo è quindi capire che la base della spesa dovrebbe essere composta da verdure a basso contenuto di carboidrati. Queste includono le foglie verdi come spinaci, cavolo riccio e lattuga, così come zucchine, peperoni e avocado, che sono anche eccellenti fonti di grassi. Queste verdure non solo riempiono il carrello, ma anche il corpo di fibre, vitamine e minerali essenziali senza appesantire con troppi carboidrati.

Carne e Pesce: Scegliere Qualità e Variazione

Quando si tratta di proteine, la qualità è fondamentale. È consigliabile optare per carne e pollame allevati al pascolo e pesce catturato in natura quando possibile. Queste opzioni tendono ad essere più ricche di nutrienti e meno esposte a trattamenti con antibiotici e ormoni, che possono influenzare la salute generale. Non limitarti al solo petto di pollo o filetto di salmone; varia le scelte includendo anche tagli di carne più grassi, come la coscia di pollo o la pancetta, che sono più adatti per una dieta chetogenica e spesso più economici.

I Grassi: Il Cuore della Dieta Chetogenica

I grassi sani sono il pilastro della dieta chetogenica, quindi includere una varietà di fonti grasse è essenziale. Oltre agli oli come l'olio di oliva e l'olio di cocco, che sono ottimi per cucinare, non dimenticare di includere grassi provenienti da fonti alimentari intere come noci e semi. Mandorle, noci, semi di chia e di lino offrono non solo grassi essenziali ma anche proteine e fibre.

Latticini: Con Moderazione e Attenzione

I latticini possono essere un'ottima fonte di grassi, ma è importante selezionarli con attenzione. Preferisci formaggi a pasta dura e yogurt intero senza zuccheri aggiunti. Questi prodotti offrono un buon equilibrio tra contenuto di grassi e carboidrati e possono essere utilizzati sia come parte di pasti che come snack.

Evitare le Insidie Comuni

Una trappola comune nella dieta chetogenica è quella di affidarsi troppo a cibi trasformati che si etichettano come "keto-friendly". Molti di questi prodotti sono ricchi di grassi ma possono anche contenere oli di qualità inferiore o dolcificanti artificiali che non favoriscono la salute a lungo termine. Leggere attentamente le etichette è cruciale: gli ingredienti dovrebbero essere riconoscibili e minimi.

Pianificare in Anticipo

Una buona pratica è quella di pianificare i pasti prima di fare la spesa. Questo non solo aiuta a risparmiare denaro, evitando acquisti impulsivi non necessari, ma assicura anche che tu abbia tutto il necessario per preparare pasti equilibrati durante la settimana. Prepara una lista di spesa basata sui pasti che intendi cucinare, e attieniti a quella lista il più possibile quando sei in negozio.

La Spesa Ideale

In sintesi, la spesa ideale per chi segue una dieta chetogenica dovrebbe essere ponderata e diversificata. Includi una vasta gamma di verdure a basso contenuto di carboidrati, proteine di alta qualità e grassi salutari. Mantenere il focus su cibi integrali e minimamente processati non solo supporta lo stato di chetosi ma promuove anche una salute ottimale. Con una pianificazione adeguata e un approccio informato, fare la spesa può diventare un'esperienza piacevole e una fondamentale chiave di successo nella dieta chetogenica.

Organizzazione dei Pasti Settimanale

L'organizzazione settimanale dei pasti è un aspetto fondamentale della dieta chetogenica, che non solo aiuta a mantenere la coerenza nella dieta ma migliora anche l'efficienza della spesa e della preparazione dei pasti. Una pianificazione attenta può significare la differenza tra successo e difficoltà nel mantenere uno stile di vita chetogenico a lungo termine.

Creare un Piano di Pasti Settimanale

Prima di tutto, stabilire un piano settimanale richiede di decidere quanti pasti preparare ogni giorno e quali varietà si desidera includere. Ecco come si può procedere:

1. **Definizione del Numero di Pasti:** Alcune persone preferiscono tre pasti al giorno, mentre altre optano per due o addirittura per il digiuno intermittente. Decidi quale approccio funziona meglio per te e il tuo stile di vita.

2. **Variazione dei Pasti:** Per evitare la monotonia, è utile variare i tipi di proteine, verdure e grassi nel corso della settimana. Ad esempio, si potrebbe avere il pollo cucinato in diversi modi, pesce diverse volte a settimana e varie fonti di grassi salutari come avocado, noci, o semi.

Esempio di Organizzazione Settimanale

Ecco un esempio di come potresti organizzare i tuoi pasti durante una settimana tipica:

- **Lunedì:**

    - Colazione: Frullato di avocado e cocco con semi di chia.

    - Pranzo: Insalata di pollo grigliato con verdure miste e olio d'oliva.

    - Cena: Salmone al forno con asparagi e una porzione di cavolfiore al vapore.

- **Martedì:**

    - Colazione: Omelette con spinaci, funghi e formaggio.

    - Pranzo: Zoodle con pesto di noci e gamberetti.

    - Cena: Bistecca alla griglia con insalata di avocado e pomodorini.

- **Mercoledì:**

    - Colazione: Yogurt greco intero con noci e cannella.

    - Pranzo: Avocado ripieno di insalata di tonno.

    - Cena: Pollo arrosto con broccoli saltati in burro.

- **Giovedì:**

    - Colazione: Pancake di farina di mandorle con burro e mirtilli.

- Pranzo: Insalata di salmone avanzato con cetrioli, olive e feta.

- Cena: Curry di verdure con cocco e pollo.

- **Venerdì:**

  - Colazione: Chia pudding con latte di cocco e fragole.

  - Pranzo: Burger di manzo senza pane, servito con insalata.

  - Cena: Tranci di merluzzo al limone con purè di cavolfiore.

- **Sabato:**

  - Colazione: Bacon e uova con pomodori a fette.

  - Pranzo: Insalata greca con pollo, accompagnata da un dressing di olio e aceto.

  - Cena: Arrosto di maiale con verdure radice arrosto (tutte a basso contenuto di carboidrati).

- **Domenica:**

  - Colazione: Frittata con verdure miste e formaggio.

  - Pranzo: Resti dell'arrosto di maiale con insalata fresca.

  - Cena: Pesce grigliato con una medley di verdure saltate.

Consigli per la Pianificazione

- **Preparazione Anticipata:** Dedicare del tempo durante il weekend per preparare alcuni componenti dei pasti, come cuocere carne o verdure e preparare insalate, può risparmiare tempo durante la settimana.

- **Conservazione:** Impara le basi della conservazione degli alimenti per mantenere freschezza e sapore, utilizzando contenitori ermetici e separando gli ingredienti che potrebbero inumidirsi.

- **Adattabilità:** Essere flessibili con il piano permette di adattarsi agli imprevisti senza compromettere la dieta. Se un pasto non va come previsto, avere sempre a disposizione degli snack chetogenici può aiutare a rimanere in pista.

L'organizzazione settimanale dei pasti chetogenici richiede impegno iniziale, ma una volta che entri nel ritmo, diventerà una seconda natura. Questa routine non solo facilita il rispetto della dieta chetogenica ma contribuisce anche a un approccio più rilassato e godibile verso il cibo e la nutrizione quotidiana.

Suggerimenti per Mangiare Fuori e in Occasioni Sociali

Navigare nei menu dei ristoranti e gestire gli inviti a cene e feste può sembrare una sfida quando si segue una dieta chetogenica. Tuttavia, con un approccio flessibile e una buona dose di preparazione, è possibile godersi queste esperienze senza deviare significativamente dal proprio piano alimentare.

Quando si tratta di mangiare fuori, la chiave è la preparazione. Prima di visitare un ristorante, è utile dare un'occhiata al menu online. Questo non solo ti aiuta a pianificare in anticipo cosa mangiare, ma ti dà anche l'opportunità di pensare a come potresti chiedere modifiche ai piatti per renderli più chetogenici. La maggior parte dei ristoranti è più che disposta a modificare i piatti per accomodare le esigenze dietetiche, quindi non esitare a chiedere sostituzioni come verdure al posto di patate o una doppia porzione di verdure se il piatto include un contorno ricco di carboidrati.

Al ristorante, optare per piatti basati su carne, pesce o frutti di mare è una scelta sicura. Questi alimenti sono naturalmente bassi in carboidrati e alti in grassi buoni, soprattutto se conditi con olio di oliva o burro. Tuttavia, è importante stare attenti a come vengono preparati: salse e marinature possono nascondere zuccheri e altri carboidrati indesiderati. Le verdure non amidacee sono sempre una buona scelta di contorno, ma assicurati che non siano state preparate con ingredienti che potrebbero sabotare il tuo regime chetogenico.

Gestire le bevande è altrettanto importante quanto scegliere il cibo giusto. L'acqua, il caffè nero e il tè sono sempre opzioni sicure. Se desideri qualcosa di un po' più forte, le bevande alcoliche distillate come il gin o la vodka, mescolate con acqua tonica senza zuccheri, sono generalmente accettabili, ma ricorda di consumarle con moderazione.

Una parte cruciale del mangiare fuori è sapere come gestire le pressioni sociali. Essere aperto con amici e colleghi riguardo alla tua dieta può aiutare a mitigare momenti imbarazzanti o pressioni per conformarti. La maggior parte delle persone rispetterà la tua scelta una volta che spieghi i motivi di salute dietro di essa.

E poi, ci sono quelle occasioni speciali o quei momenti in cui un piccolo strappo alla regola sembra inevitabile. In questi casi, è importante non essere troppo duri con se stessi. Uno sgarro occasionale non rovinerà tutto il progresso fatto. L'importante è tornare al proprio piano alimentare il pasto successivo e non lasciare che un'eccezione diventi la norma.

In conclusione, mantenere una dieta chetogenica mentre si mangia fuori o si partecipa a eventi sociali richiede un po' di pianificazione e molta comunicazione, ma con un approccio flessibile e un atteggiamento positivo, è completamente gestibile. Ricorda che l'obiettivo è trovare un equilibrio che funzioni per te e che ti permetta di godere della vita mentre rimani fedele ai tuoi obiettivi di salute.

Capitolo 4: Superare le Sfide e Mantenere la Dieta

Gestire i Sintomi dell'Adattamento alla Chetosi

L'inizio di una dieta chetogenica può essere un viaggio turbolento per molti, caratterizzato da una fase di adattamento durante la quale il corpo passa da un metabolismo basato sui carboidrati a uno basato sui grassi. Questo processo, noto come chetosi, può portare a una serie di sintomi temporanei che spesso vengono collettivamente definiti "influenza chetogenica". Comprendere questi sintomi e sapere come gestirli può rendere la transizione molto più gestibile e meno intimidatoria.

La Natura dell'Influenza Chetogenica

L'influenza chetogenica non è una vera influenza, ma piuttosto una collezione di sintomi legati all'adattamento del corpo alla chetosi. Questi possono includere affaticamento, mal di testa, nebbia cerebrale, irritabilità, nausea, difficoltà di concentrazione, crampi muscolari, sbalzi di umore, e un generale senso di malessere. Anche se non tutti sperimentano questi sintomi con la stessa intensità, è comune sentirsi un po' sottotono durante le prime settimane di dieta.

Cause dei Sintomi

I sintomi dell'influenza chetogenica sono principalmente causati da tre fattori:

1. **Disidratazione e perdita di elettroliti:** Quando si riduce drasticamente l'assunzione di carboidrati, il corpo comincia a bruciare le riserve di grasso e a produrre chetoni. Questo processo richiede anche che il corpo elimini una grande quantità di acqua. Con l'acqua, vengono persi anche elettroliti vitali come sodio, potassio e magnesio, portando a sintomi come crampi, stanchezza e mal di testa.

2. **Riduzione della glicemia:** L'abbandono dei carboidrati porta a una riduzione dei livelli di zucchero nel sangue. Il cervello, che normalmente dipende in gran parte dal glucosio, deve adattarsi all'uso dei chetoni come fonte di energia, un cambiamento che può causare nebbia cerebrale e irritabilità.

3. **Ritiro dai carboidrati:** La riduzione drastica dei carboidrati può provocare sintomi simili al ritiro da una dipendenza, dato che i carboidrati influenzano i livelli di serotonina e dopamina nel cervello, neurotrasmettitori legati al benessere e alla felicità.

Strategie per Mitigare i Sintomi

La gestione efficace dei sintomi iniziali richiede un approccio proattivo, che includa:

1. **Idratazione adeguata:** Bevi abbondante acqua durante il giorno. L'acqua non solo aiuta a mitigare la disidratazione, ma anche a ridurre la severità di molti sintomi chetogenici.

2. **Supplementazione di elettroliti:** Aggiungere un integratore di elettroliti o aumentare il consumo di alimenti ricchi di potassio e magnesio (come avocado e spinaci) e salare leggermente di più i cibi per aumentare l'assunzione di sodio.

3. **Alimentazione equilibrata:** Assicurati di consumare una varietà di alimenti chetogenici per mantenere un buon equilibrio di nutrienti. Questo include grassi di alta qualità, proteine sufficienti e carboidrati principalmente da verdure a basso indice glicemico.

4. **Riposo adeguato:** Il corpo può richiedere più riposo del solito. Ascoltare il proprio corpo e concedersi tempo per dormire aiuta a recuperare energia e migliora il processo di adattamento.

5. **Attività fisica moderata:** Anche se potresti sentirsi troppo stanco per esercizi intensi, fare passeggiate leggere o yoga può aiutare a migliorare l'energia e la circolazione, facilitando l'adattamento del corpo alla nuova fonte di carburante.

6. **Pazienza e perseveranza:** Ricorda che questi sintomi sono temporanei. La maggior parte delle persone inizia a sentirsi meglio dopo circa una settimana, quando il corpo si è completamente adattato a bruciare grassi invece di carboidrati.

In conclusione, gestire i sintomi dell'adattamento alla chetosi è fondamentale per chiunque inizi una dieta chetogenica. Approcciandosi alla transizione con le giuste strategie, è possibile minimizzare il disagio e massimizzare le possibilità di successo a lungo termine nella dieta. Con tempo, il corpo non solo si adatta, ma inizia a prosperare con il nuovo regime alimentare, portando a miglioramenti sostanziali nel benessere generale e nella composizione corporea.

Risolvere Comuni Problemi Digestivi

L'adozione della dieta chetogenica può a volte portare a problemi digestivi, specialmente nelle prime fasi. Questi possono includere costipazione, diarrea, gonfiore e indigestione. Questi disagi sono comuni dato il significativo cambiamento nella composizione della dieta e nella modalità con cui il corpo deve digerire e assimilare gli alimenti.

Comprensione dei Problemi Digestivi nella Dieta Chetogenica

1. **Costipazione:** È forse il problema più comune, spesso causato dalla ridotta assunzione di fibre, dato che molti alimenti ricchi di carboidrati sono anche principali fonti di fibra. Inoltre, la ridotta ingestione di carboidrati può diminuire il contenuto di acqua nel colon.

2. **Diarrea:** Può verificarsi quando il corpo fatica ad adattarsi alla maggiore assunzione di grassi. Il fegato e la cistifellea devono lavorare di più per produrre e rilasciare bile sufficiente per digerire efficacemente questi grassi, e quando questo sistema non è efficiente, può verificarsi diarrea.

3. **Gonfiore e Indigestione:** Questi problemi possono derivare da un cambiamento nella microflora intestinale o da un'eccessiva assunzione di determinati tipi di grassi che sono più difficili da digerire, come i grassi molto saturi presenti in alcune carni e prodotti lattiero-caseari.

Strategie per Mitigare i Problemi Digestivi

1. **Aumentare l'Intake di Fibre:** È essenziale includere nel regime alimentare fonti di fibre compatibili con la dieta chetogenica. Verdure a basso contenuto di carboidrati come cavoli, broccoli, asparagi e peperoni sono ottimi per aumentare l'apporto di fibre. Anche semi come quelli di chia e lino possono essere utili, poiché sono alti in fibre e omega-3.

2. **Idratazione:** Bere abbondante acqua è cruciale, non solo per mantenere la chetosi efficiente ma anche per aiutare il transito intestinale e prevenire la costipazione. L'acqua aiuta a mobilitare i rifiuti attraverso il sistema digestivo e mantiene le feci morbide.

3. **Moderare l'Assunzione di Grassi:** Sebbene la dieta chetogenica sia ad alto contenuto di grassi, aumentare gradualmente l'assunzione può dare al sistema digestivo il tempo di adattarsi. Evitare di consumare grandi quantità di grassi in un solo pasto può anche prevenire l'indigestione.

4. **Incorporare Alimenti Probiotici:** Alimenti ricchi di probiotici naturali come il kefir, lo yogurt greco (senza zuccheri aggiunti) e i cetrioli sottaceto possono aiutare a riequilibrare la flora intestinale e migliorare la digestione generale.

5. **Ascoltare il Proprio Corpo:** Ogni persona reagisce diversamente agli alimenti. Tenere un diario alimentare può aiutare a identificare gli alimenti o le combinazioni di alimenti che possono causare problemi digestivi.

Conclusione

Gestire i problemi digestivi quando si segue una dieta chetogenica può richiedere alcuni aggiustamenti e sperimentazioni. Introdurre cambiamenti gradualmente e monitorare la risposta del proprio corpo può fornire indicazioni preziose su ciò che funziona meglio per mantenere sia la chetosi che una buona salute digestiva. Con le giuste strategie, è possibile superare questi ostacoli e godere dei benefici a lungo termine di una dieta chetogenica ben gestita.

Superare gli Ostacoli Psicologici

Adottare e mantenere una dieta chetogenica può spesso presentare sfide non solo fisiche ma anche psicologiche. Cambiare abitudini alimentari radicate, resistere alle tentazioni, e gestire le reazioni delle altre persone può essere difficile. Ecco come affrontare e superare questi ostacoli psicologici per avere successo nel lungo termine con la dieta chetogenica.

1. Cambio di Mentalità

La transizione verso una dieta chetogenica spesso richiede un significativo cambio di mentalità. Molti di noi sono cresciuti credendo che i carboidrati siano una parte fondamentale di ogni pasto. Rivedere questa nozione e accettare che i grassi sani possono e devono essere la principale fonte di energia può richiedere tempo.

- **Educazione:** Armarsi di conoscenza è il primo passo. Comprendere pienamente come funziona la dieta chetogenica, i benefici che può portare, e perché ridurre drasticamente i carboidrati è salutare può rafforzare la tua risoluzione e aiutarti a spiegare le tue scelte agli altri.

- **Impostare Obiettivi Chiari:** Avere obiettivi chiari può aiutare a mantenere la motivazione. Che si tratti di migliorare la salute generale, perdere peso o migliorare le prestazioni fisiche, sapere perché stai seguendo questa dieta può aiutarti a rimanere concentrato e resiliente.

2. Gestire le Tentazioni

Le tentazioni sono ovunque, dalle riunioni sociali agli snack nel luogo di lavoro. Avere una strategia per gestire queste tentazioni è essenziale.

- **Pianificazione:** Avere sempre a disposizione snack chetogenici sani può evitare deviazioni dal piano alimentare. Noci, semi, formaggio, e verdure crude sono ottime scelte.

- **Ricompense Alternative:** Trova modi per premiarti che non coinvolgano cibo. Un massaggio, un nuovo libro, o un'attività ricreativa possono essere incentivi efficaci.

- **Supporto Sociale:** Circondati di amici, familiari o gruppi online che supportano o seguono la dieta chetogenica. Avere una rete di supporto può fare una grande differenza.

3. Gestire la Pressione Sociale

Spesso, una delle sfide più grandi è la pressione sociale per conformarsi agli standard alimentari tradizionali.

- **Comunicazione:** Essere aperti riguardo alla tua dieta può aiutare. Spesso, le persone sono semplicemente curiose. Spiegare i motivi della tua scelta alimentare in modo sereno può aumentare la comprensione e ridurre la pressione.

- **Trova Compromessi:** In situazioni sociali, cerca opzioni che si adattino alla tua dieta senza isolarti. Ad esempio, se sei a una festa, concentra il tuo piatto su carni e verdure e salta i contorni ricchi di carboidrati.

4. Affrontare il Sentimento di Isolamento

Seguire una dieta chetogenica può a volte sentirsi isolante, specialmente all'inizio, quando stai ancora imparando cosa puoi e non puoi mangiare.

- **Partecipazione Attiva:** Unirsi a forum online o gruppi locali di dieta chetogenica può fornire consigli pratici e un senso di appartenenza.

- **Educare con Gentilezza:** Condividere ricette o preparare piatti chetogenici per eventi può non solo educare gli altri ma anche dimostrare quanto può essere varia e deliziosa questa dieta.

In conclusione, gli ostacoli psicologici possono spesso essere altrettanto impegnativi, se non di più, degli ostacoli fisici. Superarli richiede tempo, pazienza e una buona dose di autocompassione. Ricorda che ogni piccolo passo verso il superamento di questi ostacoli contribuisce a costruire una forte resilienza e un impegno a lungo termine verso uno stile di vita chetogenico sano.

Mantenere la Dieta Chetogenica nel Lungo Periodo

Adottare uno stile di vita chetogenico è una trasformazione che va oltre la semplice dieta. È un impegno a lungo termine che richiede non solo adattamenti iniziali ma anche una dedizione costante. Tuttavia, per trasformare questa dieta in uno stile di vita sostenibile, è essenziale trovare un equilibrio tra disciplina e flessibilità.

Quando inizi la dieta chetogenica, ti trovi a dover ripensare molte delle tue abitudini alimentari passate. Inizialmente, questo può sembrare un compito arduo. Tuttavia, con il tempo, ascoltando il tuo corpo e adattando la dieta alle tue esigenze specifiche, puoi creare un piano alimentare che non solo ti aiuti a raggiungere i tuoi obiettivi di salute ma che sia anche piacevole e ricco di varietà.

Una delle chiavi per mantenere la chetogenesi nel lungo periodo è personalizzare l'approccio ai macronutrienti. Non tutti hanno le stesse esigenze: alcuni possono avere bisogno di più proteine, altri potrebbero gestire una quota maggiore di carboidrati senza compromettere la chetosi. Questo ascolto attivo del proprio corpo è fondamentale. Ad esempio, se sei particolarmente attivo, potresti scoprire che inserire una maggiore quantità di carboidrati nei giorni di allenamento intenso supporta le tue prestazioni senza compromettere i tuoi progressi.

La pianificazione è un altro pilastro fondamentale per il successo a lungo termine. Preparare i pasti in anticipo e avere sempre a disposizione opzioni chetogeniche può aiutarti a evitare scelte alimentari meno ideali quando sei di fretta o fuori casa. Tuttavia, la vita è piena di eventi sociali e occasioni speciali che possono presentare una sfida alla tua dieta chetogenica. In questi momenti, è importante gestire le situazioni con flessibilità. Ad esempio, se ti trovi a un compleanno e decidi di concederti una fetta di torta, goditi il momento senza sensi di colpa. L'importante è tornare al tuo piano alimentare normale il pasto successivo.

Trova anche supporto nella comunità. Condividere le tue esperienze, sia le sfide che i successi, con altri che seguono la dieta chetogenica può offrire una fonte di motivazione e consigli pratici. Che sia attraverso gruppi online, amici o supporto professionale, avere una rete di supporto può fare una grande differenza.

Infine, ricorda che la perfezione non è l'obiettivo. La sostenibilità è. Incorporare una certa flessibilità nella tua dieta può aiutarti a mantenere la dieta chetogenica nel lungo termine senza sentirti privato o isolato. A volte, concedersi un piccolo piacere può aiutare a mantenere il corso generale e a evitare che ci si senta sopraffatti o limitati.

Adattare la Dieta Chetogenica a Esigenze Particolari

La dieta chetogenica, con la sua enfasi sui grassi e la restrizione dei carboidrati, può sembrare rigida, ma offre in realtà un notevole grado di flessibilità per adattarsi a diverse esigenze e stili di vita. Che tu sia un atleta che cerca di ottimizzare le prestazioni, una persona che segue una dieta vegana o qualcuno con esigenze nutrizionali specifiche, ci sono modi per modulare la dieta chetogenica a tuo favore.

Dieta Chetogenica per Sportivi

Gli atleti hanno esigenze nutrizionali particolari, specialmente in termini di consumo energetico e recupero muscolare. Tradizionalmente, molte discipline sportive si affidano ai carboidrati come principale fonte di energia. Tuttavia, la chetogenica offre benefici anche per gli sportivi, tra cui la riduzione dell'infiammazione e una fonte energetica più stabile e duratura.

1. **Ciclizzazione dei Carboidrati:** Gli atleti possono beneficiare della ciclizzazione dei carboidrati, che implica l'introduzione di giorni con un maggior apporto di carboidrati, in particolare nei giorni di allenamento intensivo. Questo aiuta a riempire le riserve di glicogeno nei muscoli, sostenendo l'energia e la performance senza uscire dalla chetosi per periodi prolungati.

2. **Proteine Adequate:** Mentre la chetogenica standard limita l'apporto proteico, gli atleti potrebbero aver bisogno di aumentare l'assunzione di proteine per aiutare nella riparazione e crescita muscolare. È importante bilanciare questo apporto per non interferire con lo stato di chetosi.

3. **Integrazione Mirata:** Supplementi come la creatina, il beta-alanina e gli aminoacidi a catena ramificata (BCAA) possono essere particolarmente utili per gli atleti chetogenici, aiutando a migliorare la performance e il recupero mentre si segue una dieta bassa in carboidrati.

Dieta Chetogenica Vegana

Seguire una dieta chetogenica vegana può sembrare una sfida, dato che molte fonti comuni di grassi e proteine nella dieta chetogenica sono di origine animale. Tuttavia, con una pianificazione attenta, è possibile mantenere uno stile di vita vegano e chetogenico.

1. **Fonti di Proteine Vegane:** Semi di canapa, semi di chia, tofu, tempeh e proteine in polvere vegane possono fornire proteine essenziali senza l'aggiunta di carboidrati.

2. **Grassi Vegani:** Avocado, noci, semi e oli come l'olio di cocco e l'olio di oliva sono fondamentali nella dieta chetogenica vegana. Questi alimenti forniscono grassi sani mentre arricchiscono la dieta con vitamine e minerali.

3. **Supplementazione:** Vitamina B12, vitamina D, ferro e omega-3 sono nutrienti che i vegani devono spesso integrare. Nella dieta chetogenica vegana, questi supplementi possono diventare ancora più cruciali.

Adattamenti per Condizioni di Salute Specifiche

La dieta chetogenica può essere adattata anche per supportare condizioni mediche specifiche, come il diabete di tipo 2, l'epilessia e alcune malattie autoimmuni. In questi casi, è essenziale lavorare a stretto contatto con un medico o un dietologo per assicurare che la dieta sia sicura ed efficace.

1. **Monitoraggio Medico:** Regolare monitoraggio delle condizioni di salute, come il livello di zuccheri nel sangue per i diabetici o la frequenza delle crisi per chi soffre di epilessia, è vitale per garantire che la dieta sia adatta e non produca effetti collaterali indesiderati.

2. **Ajustamenti Personalizzati:** A seconda della condizione, possono essere necessari aggiustamenti specifici, come modulare l'apporto di certi nutrienti o cambiare la distribuzione dei macronutrienti.

Lla dieta chetogenica non è una taglia unica per tutti. Può essere modellata e adattata per incontrare una vasta gamma di esigenze dietetiche, stili di vita e condizioni mediche. Con la giusta guida e un approccio personalizzato, può diventare un regime alimentare sostenibile e benefico a lungo termine.

Concludiamo questa prima parte del libro, "Fondamenti Chetogenici", avendo esplorato in dettaglio la scienza, la storia, e le pratiche quotidiane della dieta chetogenica. Abbiamo disvelato come questa dieta trasformi il metabolismo, cambiando il carburante del corpo da carboidrati a grassi e chetoni. Abbiamo appreso a navigare attraverso le sfide iniziali e a integrare questa dieta nella nostra vita quotidiana, indipendentemente dalle nostre esigenze personali, sia che si tratti di gestire condizioni di salute specifiche, ottimizzare le prestazioni fisiche, o adattare la dieta a uno stile di vita vegano.

Ora che hai le basi teoriche e sei armato con le strategie pratiche per gestire e mantenere la dieta chetogenica, è tempo di passare dalla teoria alla pratica. La seconda parte di questo libro, "La Cucina Chetogenica", è dedicata a trasformare le tue conoscenze in azione. Qui, troverai una vasta gamma di ricette chetogeniche che non solo soddisferanno il tuo palato ma supporteranno anche il tuo viaggio chetogenico, rendendo ogni pasto un'opportunità per nutrire e deliziare il corpo e la mente.

Parte 2: La Cucina Chetogenica

Benvenuti nella seconda parte del nostro viaggio, dove la creatività incontra la scienza nella vostra cucina. "La Cucina Chetogenica" non è solo un insieme di ricette, ma un invito a sperimentare con nuovi sapori e texture, mantenendo sempre al centro la salute e il benessere. Dalle colazioni energizzanti alle cene raffinate, ogni ricetta è progettata per adattarsi perfettamente agli obiettivi di una dieta chetogenica, fornendo tutti i nutrienti necessari senza rinunciare al gusto.

Preparatevi a scoprire come piatti semplici e gustosi possono essere preparati con ingredienti chetogenici di base, trasformando i grassi sani e le proteine in opere d'arte culinaria. Ogni capitolo è stato pensato per ispirare sia i novizi in cucina che gli chef casalinghi esperti, con opzioni per tutti, dagli impegni quotidiani a occasioni speciali.

Accomodatevi, preparate i vostri utensili da cucina, e lasciatevi guidare dalla magia della cucina chetogenica. Con ogni piatto che preparerete, rafforzerete la vostra salute e porterete gioia a voi stessi e ai vostri cari. Iniziamo questo delizioso viaggio culinario che promette di arricchire il vostro stile di vita chetogenico e di apportare un tocco di creatività e sapore alla vostra tavola.

Capitolo 1: Colazioni Chetogeniche

Scopriamo ora venti deliziose ricette di colazioni chetogeniche ideate per iniziare ogni giornata con energia, rimanendo fedeli agli ideali di una dieta chetogenica.

Frittata Chetogenica con Asparagi e Prosciutto

Tempo di Preparazione: 15 minuti
Tempo di Cottura: 10 minuti
Porzioni: 4

Ingredienti:

- 300 g di uova (circa 6 uova medie)

- 100 g di asparagi, tritati

- 80 g di prosciutto crudo, a cubetti

- 50 g di formaggio grattugiato

- Sale e pepe nero macinato fresco, q.b.

- 30 ml di olio d'oliva

Istruzioni:

- In una padella antiaderente, rosola gli asparagi e il prosciutto in olio d'oliva.

- Sbatti le uova con sale, pepe e formaggio, poi versa il composto nella padella.

- Cuoci a fuoco medio fino a che le uova non si rapprendono e il fondo non si dora.

- Servi la frittata calda, divisa in porzioni.

Pancake di Mandorle e Cocco

Tempo di Preparazione: 10 minuti
Tempo di Cottura: 15 minuti
Porzioni: 2

Ingredienti:

- 120 g di farina di mandorle

- 30 g di farina di cocco

- 100 g di uova (circa 2 uova medie)

- 120 ml di latte di mandorle

- 5 ml di estratto di vaniglia

- Olio di cocco, per cuocere

- Eritritolo, per servire

Istruzioni:

1. Mescola le farine, le uova, il latte di mandorle e l'estratto di vaniglia fino a ottenere un composto omogeneo.
2. Riscalda un po' di olio di cocco in una padella e cuoci i pancake uno alla volta, dorandoli da entrambi i lati.
3. Servi caldi con un filo di eritritolo.

Smoothie al Burro di Arachidi e Cacao

Tempo di Preparazione: 5 minuti
Tempo di Cottura: 0 minuti
Porzioni: 1

Ingredienti:

- 150 g di avocado (circa 1/2 avocado)
- 30 g di burro di arachidi naturale
- 10 g di cacao in polvere
- 240 ml di latte di cocco
- dolcificante a piacere

Istruzioni:

1. Combina tutti gli ingredienti in un frullatore fino a ottenere una consistenza liscia e cremosa.
2. Servi immediatamente per una colazione energizzante e ricca di grassi salutari.

Yogurt Greco con Semi di Chia e Bacche

Tempo di Preparazione: 5 minuti
Tempo di Cottura: 0 minuti
Porzioni: 1

Ingredienti:

- 245 g di yogurt greco intero
- 20 g di semi di chia
- 70 g di bacche miste (lamponi, mirtilli)
- Eritritolo o stevia, per dolcificare

Istruzioni:

1. In una ciotola, mescola lo yogurt con i semi di chia e dolcificante a piacere.
2. Aggiungi le bacche fresche prima di servire per una colazione fresca e nutriente.

Uova in Camicia su Letto di Spinaci Saltati

Tempo di Preparazione: 10 minuti
Tempo di Cottura: 5 minuti
Porzioni: 2

Ingredienti:

- 4 uova (circa 200 g)
- 150 g di spinaci freschi
- 15 ml di olio extravergine di oliva
- Sale e pepe, q.b.

Istruzioni:

1. Fai bollore una pentola d'acqua e aggiungi un pizzico di sale.
2. Rompi le uova in tazze separate e poi versale delicatamente nell'acqua bollente. Cuoci per 3-4 minuti o fino a quando i bianchi non saranno sodi ma i tuorli ancora morbidi.
3. Nel frattempo, saltate gli spinaci in una padella con un po' d'olio, sale e pepe.
4. Servi le uova in camicia sui spinaci saltati.

Muffin alla Vaniglia e Cocco

Tempo di Preparazione: 15 minuti
Tempo di Cottura: 20 minuti
Porzioni: 6

Ingredienti:

- 100 g di farina di cocco
- 60 g di eritritolo
- 100 g di uova (circa 2 uova medie)
- 120 ml di latte di mandorle
- 5 ml di estratto di vaniglia
- 5 g di lievito in polvere

Istruzioni:

1. In una ciotola, combina la farina di cocco, l'eritritolo e il lievito.

2. Aggiungi le uova, il latte di mandorle e l'estratto di vaniglia, mescolando fino ad ottenere un impasto omogeneo.

3. Versa l'impasto in una teglia per muffin foderata con pirottini e cuoci in forno pre-riscaldato a 175°C per 20 minuti.

4. Lascia raffreddare prima di servire.

Omelette Avocado e Feta

Tempo di Preparazione: 10 minuti
Tempo di Cottura: 5 minuti
Porzioni: 1

Ingredienti:

- 3 uova (150 g)
- 100 g di avocado, tagliato a cubetti
- 50 g di feta, sbriciolata
- 15 ml di olio d'oliva
- Sale e pepe, q.b.

Istruzioni:

1. Sbatti le uova con sale e pepe.
2. Riscalda l'olio in una padella e versa le uova.
3. Quando l'omelette inizia a rapprendersi, aggiungi l'avocado e la feta.
4. Piegala a metà e cuoci fino a quando non è dorata e cotta.
5. Servi calda.

Porridge di Semi di Chia al Cacao

Tempo di Preparazione: 5 minuti
Tempo di Cottura: 0 minuti
Porzioni: 1

Ingredienti:

- 30 g di semi di chia
- 10 g di cacao in polvere
- 240 ml di latte di cocco
- Dolcificante a piacere

Istruzioni:

1. In una ciotola, mescola i semi di chia, il cacao in polvere e, se volete, dolcificante.

2. Aggiungi il latte di cocco e mescola bene.

3. Lascia riposare per almeno 30 minuti o tutta la notte in frigorifero.

4. Mescola nuovamente prima di servire.

Toast di Pane Chetogenico con Avocado

Tempo di Preparazione: 10 minuti
Tempo di Cottura: 2 minuti
Porzioni: 2

Ingredienti:

- 2 fette di pane chetogenico

- 1 avocado grande (200 g), schiacciato

- 30 ml di olio extravergine di oliva

- Sale e pepe, q.b.

- Semi di sesamo, per guarnire

Istruzioni:

1. Tosta le fette di pane fino a quando non sono dorate e croccanti.

2. Spalma l'avocado schiacciato su ogni fetta di pane.

3. Condisci con sale, pepe e un filo di olio d'oliva.

4. Cospargi con semi di sesamo e servi.

Yogurt Greco con Noci e Cannella

Tempo di Preparazione: 5 minuti
Tempo di Cottura: 0 minuti
Porzioni: 1

Ingredienti:

- 200 g di yogurt greco intero

- 30 g di noci, tritate

- 5 g di cannella in polvere

Istruzioni:

1. In una ciotola, mescola lo yogurt con la cannella.

2. Aggiungi le noci tritate e mescola bene.

3. Servi immediatamente per una colazione nutriente e ricca di proteine.

Crepes Chetogeniche al Formaggio e Prosciutto

Tempo di Preparazione: 10 minuti
Tempo di Cottura: 10 minuti
Porzioni: 2

Ingredienti:

- 100 g di farina di mandorle

- 2 uova (100 g)

- 150 ml di latte di mandorle

- 30 ml di olio di cocco per cuocere

- 100 g di formaggio grattugiato

- 50 g di prosciutto crudo, tagliato sottile

Istruzioni:

1. In una ciotola, mescola la farina di mandorle, le uova e il latte di mandorle fino a ottenere un composto omogeneo.

2. Riscalda un po' di olio di cocco in una padella e versa un mestolo di impasto, cuocendo le crepes una alla volta fino a doratura da entrambi i lati.

3. Riempile con il formaggio e il prosciutto crudo, piegale a metà e cuoci per qualche minuto fino a quando il formaggio inizia a sciogliersi.

4. Servi immediatamente.

Smoothie Verde Chetogenico

Tempo di Preparazione: 5 minuti
Tempo di Cottura: 0 minuti
Porzioni: 1

Ingredienti:

- 50 g di spinaci freschi
- 1/2 avocado (75 g)
- 10 g di zenzero fresco, grattugiato
- 200 ml di latte di cocco
- Eritritolo a piacere

Istruzioni:

1. Combina tutti gli ingredienti in un frullatore e frulla fino a ottenere un composto liscio e omogeneo.

2. Servi immediatamente per una colazione ricca di nutrienti e energizzante.

Bowl di Semi di Chia e Lampone

Tempo di Preparazione: 5 minuti
Tempo di Cottura: 0 minuti (più tempo per riposare)
Porzioni: 1

Ingredienti:

- 30 g di semi di chia
- 200 ml di latte di mandorle
- 50 g di lamponi freschi
- Dolcificante a piacere

Istruzioni:

1. In una ciotola, mescola i semi di chia con il latte di mandorle e, se volete, dolcificante.

2. Lascia riposare la miscela in frigorifero per almeno 2 ore o durante la notte, fino a quando i semi di chia non hanno assorbito il liquido e hanno formato un gel.

3. Al momento di servire, aggiungi i lamponi freschi sulla parte superiore.

Mini Quiche Lorraine Chetogenica

Tempo di Preparazione: 20 minuti
Tempo di Cottura: 30 minuti
Porzioni: 6

Ingredienti:

- 150 g di farina di mandorle per la base
- 100 g di pancetta, tagliata a cubetti
- 100 g di formaggio gruyère, grattugiato
- 3 uova (150 g)
- 200 ml di panna fresca
- Sale e pepe nero, q.b.

1. Prepara la base mescolando la farina di mandorle con un uovo, formando un impasto. Stendi l'impasto nei pirottini da muffin per formare le basi delle mini quiche.

2. Distribuisci la pancetta e il formaggio gruyère tra le basi.

3. In una ciotola, sbatti le restanti uova con la panna, sale e pepe. Versa il composto sui ripieni di pancetta e formaggio.

4. Cuoci in forno pre-riscaldato a 180°C per circa 30 minuti o fino a quando le quiche sono dorate e il ripieno è rappreso.

5. Lascia raffreddare per qualche minuto prima di servire.

Insalata di Avocado e Uova Sode

Tempo di Preparazione: 10 minuti
Tempo di Cottura: 10 minuti (per le uova)
Porzioni: 2

Ingredienti:

- 1 avocado grande (200 g), tagliato a cubetti

- 4 uova (200 g), sode e tagliate a spicchi

- 30 g di erba cipollina, tritata

- 20 ml di olio extravergine di oliva

- Sale e pepe nero, q.b.

Istruzioni:

1. In una ciotola, combina l'avocado e le uova sode.

2. Aggiungi l'erba cipollina, condisci con olio, sale e pepe.

3. Mescola delicatamente e servi come un'insalata fresca e soddisfacente per iniziare la giornata.

Burrito Chetogenico con Pancetta e Spinaci

Tempo di Preparazione: 15 minuti
Tempo di Cottura: 10 minuti
Porzioni: 2

Ingredienti:

- 4 uova (200 g)

- 100 g di pancetta, tritata

- 150 g di spinaci freschi

- 100 g di formaggio grattugiato

- 2 grandi foglie di lattuga come "tortillas"

- 30 ml di olio d'oliva

- Sale e pepe, q.b.

Istruzioni:

1. In una padella, rosola la pancetta fino a che non diventa croccante. Togli e metti da parte.

2. Nella stessa padella, aggiungi gli spinaci e cuoci fino a che non appassiscono.

3. Sbatti le uova con sale e pepe e versale nella padella con gli spinaci. Aggiungi il formaggio e mescola fino a che le uova non si rapprendono.

4. Distribuisci il ripieno di uova e pancetta sulle foglie di lattuga, avvolgile a mo' di burrito e servi.

Porridge di Semi di Lino e Cannella

Tempo di Preparazione: 5 minuti
Tempo di Cottura: 10 minuti
Porzioni: 1

Ingredienti:

- 50 g di semi di lino macinati

- 200 ml di latte di mandorle

- 5 g di cannella in polvere

- Dolcificante a piacere

Istruzioni:

1. In un piccolo pentolino, porta a ebollizione il latte di mandorle.

2. Aggiungi i semi di lino macinati e la cannella, riduci la fiamma e lascia cuocere mescolando frequentemente per circa 5 minuti o fino a che il porridge non si addensa.

3. Aggiungi il dolcificante a piacere e servi caldo.

Toast di Avocado con Uovo in Camicia

Tempo di Preparazione: 5 minuti
Tempo di Cottura: 7 minuti
Porzioni: 1

Ingredienti:

- 1 fetta di pane chetogenico

- 1/2 avocado (75 g)

- 1 uovo (50 g)

- Sale e pepe, q.b.

- 5 ml di olio extravergine di oliva

Istruzioni:

1. Tosta il pane chetogenico fino a che non diventa dorato e croccante.

2. Schiaccia l'avocado e spalmalo sul pane tostato.

3. Cuoci l'uovo in camicia in acqua bollente per circa 3-4 minuti, poi posizionalo sopra l'avocado.

4. Condisci con sale, pepe e un filo d'olio d'oliva prima di servire.

Smoothie di Fragole e Crema di Cocco

Tempo di Preparazione: 5 minuti
Tempo di Cottura: 0 minuti
Porzioni: 1

Ingredienti:

- 100 g di fragole fresche

- 150 ml di crema di cocco

- 20 g di proteine in polvere al sapore di vaniglia

- 10 g di noci tritate

Istruzioni:

1. In un frullatore, unisci le fragole, la crema di cocco e la proteina in polvere fino a ottenere un composto omogeneo.

2. Versa il composto in una ciotola e guarnisci con le noci tritate.

3. Servi immediatamente come colazione nutriente e rinfrescante.

Bowl di Cavolo Riccio e Uova Strapazzate

Tempo di Preparazione: 5 minuti
Tempo di Cottura: 10 minuti
Porzioni: 1

Ingredienti:

- 100 g di cavolo riccio, tritato

- 3 uova (150 g)

- 20 ml di olio di oliva

- Sale e pepe, q.b.

Istruzioni:

1. In una padella, scalda l'olio d'oliva e salta il cavolo riccio fino a che non diventa tenero.

2. Sbatti le uova con sale e pepe, poi versale sopra il cavolo riccio.

3. Cuoci mescolando fino a quando le uova non sono completamente strapazzate.

4. Servi caldo per una colazione ricca e soddisfacente.

Capitolo 2: Pranzi Chetogenici

Esploriamo una serie di ricette chetogeniche per il pranzo, progettate per soddisfare il palato e supportare il tuo stile di vita chetogenico. Queste ricette combinano sapore e nutrimento in modi che ti aiuteranno a rimanere energizzato e in chetosi per tutto il pomeriggio.

Insalata Mediterranea con Pollo Grigliato

Tempo di Preparazione: 20 minuti
Tempo di Cottura: 10 minuti
Porzioni: 4

Ingredienti:

- 400 g di petto di pollo
- 200 g di insalata mista (lattuga, rucola, spinaci)
- 150 g di pomodorini, tagliati a metà
- 100 g di cetrioli, tagliati a rondelle
- 100 g di feta
- 50 g di olive nere, denocciolate
- 30 ml di olio extravergine di oliva
- Sale e pepe, q.b.
- 10 ml di aceto balsamico

Istruzioni:

1. Condire il pollo con sale e pepe e grigliarlo fino a quando non è ben cotto e dorato da entrambi i lati.

2. Tagliare il pollo grigliato a strisce e metterlo da parte.

3. In una grande ciotola, combinare l'insalata, i pomodorini, i cetrioli, le olive e la feta.

4. Aggiungere il pollo grigliato all'insalata.

5. Condire con olio d'oliva e aceto balsamico, mescolare bene e servire.

Zuppa di Funghi e Crema di Avocado

Tempo di Preparazione: 10 minuti
Tempo di Cottura: 20 minuti
Porzioni: 4

Ingredienti:

- 300 g di funghi, tritati
- 1 avocado maturo, schiacciato
- 1 cipolla piccola, tritata
- 2 spicchi d'aglio, tritati
- 500 ml di brodo di pollo
- 100 ml di panna da cucina
- 30 ml di olio di oliva

- Sale e pepe, q.b.

Istruzioni:

1. In una pentola, riscaldare l'olio di oliva e soffriggere la cipolla e l'aglio fino a che non diventano trasparenti.

2. Aggiungere i funghi tritati e cuocere fino a che non sono morbidi.

3. Versare il brodo di pollo e portare a ebollizione.

4. Ridurre il fuoco e cuocere per 15 minuti a fuoco lento.

5. Aggiungere l'avocado schiacciato e la panna, mescolare fino a ottenere una consistenza omogenea.

6. Condire con sale e pepe a piacere e servire calda.

Burger di Salmone

Tempo di Preparazione: 15 minuti
Tempo di Cottura: 10 minuti
Porzioni: 4

Ingredienti:

- 500 g di salmone fresco, tritato

- 1 uovo (50 g)

- 50 g di farina di mandorle

- 20 g di erba cipollina, tritata

- 10 g di senape di Dijon

- Olio di cocco, per cuocere

- Sale e pepe, q.b.

Istruzioni:

1. In una ciotola, mescola il salmone tritato, l'uovo, la farina di mandorle, l'erba cipollina, la senape, sale e pepe.

2. Forma 4 burger dall'impasto ottenuto.

3. Riscalda l'olio di cocco in una padella e cuoci i burger per circa 5 minuti per lato o fino a quando sono ben dorati e cotti al punto desiderato.

4. Servi i burger caldi con una fetta di limone e una insalata verde.

Insalata di Taco Chetogenica

Tempo di Preparazione: 20 minuti
Tempo di Cottura: 10 minuti
Porzioni: 4

Ingredienti:

- 400 g di carne macinata di manzo

- 200 g di insalata romana, strappata

- 100 g di pomodorini, tagliati a metà

- 75 g di formaggio grattugiato

- 50 g di olive nere, tagliate a rondelle

- 1 avocado, tagliato a cubetti

- 15 ml di olio di oliva

- 5 g di spezie per taco

- Sale e pepe, q.b.

1. In una padella, cuocere la carne macinata con le spezie per taco fino a quando non è ben cotta.

2. In una grande ciotola, combinare l'insalata, i pomodorini, il formaggio grattuggiato, le olive e l'avocado.

3. Aggiungere la carne cotta all'insalata.

4. Condire con olio di oliva, sale e pepe, mescolare bene e servire.

Casseruola di Pollo e Broccoli

Tempo di Preparazione: 15 minuti
Tempo di Cottura: 25 minuti
Porzioni: 4

Ingredienti:

- 400 g di petto di pollo, tagliato a cubetti

- 300 g di broccoli, tagliati a cimette

- 200 g di formaggio spalmabile

- 100 ml di panna da cucina

- 50 g di formaggio grattugiato

- 30 ml di olio di oliva

- Sale e pepe, q.b.

Istruzioni:

1. Pre-riscalda il forno a 180°C.

2. In una padella, cuoci il pollo in olio di oliva fino a quando non è dorato.

3. In una casseruola, combina il pollo, i broccoli, il formaggio spalmabile e la panna.

4. Cospargi di formaggio grattugiato sopra.

5. Cuoci in forno per 25 minuti o fino a quando la superficie è dorata e bollente.

6. Servi caldo.

Insalata di Salmone Affumicato e Avocado

Tempo di Preparazione: 10 minuti
Tempo di Cottura: 0 minuti
Porzioni: 2

Ingredienti:

- 200 g di salmone affumicato, tagliato a strisce

- 1 avocado grande (200 g), tagliato a cubetti

- 100 g di rucola

- 50 g di cetrioli, tagliati a fette sottili

- 30 ml di olio extravergine di oliva

- 15 ml di succo di limone

- Sale e pepe, q.b.

Istruzioni:

1. In una ciotola grande, combina la rucola, il cetriolo, l'avocado e il salmone affumicato.

2. In una ciotola piccola, mescola l'olio di oliva e il succo di limone per creare un'emulsione.

3. Condisci l'insalata con il dressing, sale e
   pepe.

4. Mescola delicatamente e servi
   immediatamente.

Polpettone con Funghi e Spinaci

Tempo di Preparazione: 20 minuti
Tempo di Cottura: 45 minuti
Porzioni: 4

Ingredienti:

- 500 g di carne macinata di manzo

- 150 g di funghi, tritati

- 100 g di spinaci freschi, tritati

- 1 uovo (50 g)

- 50 g di parmigiano, grattugiato

- 30 ml di salsa Worcestershire

- 5 g di aglio in polvere

- Sale e pepe, q.b.

Istruzioni:

1. Pre-riscalda il forno a 180°C.

2. In una grande ciotola, mescola la carne, i
   funghi, gli spinaci, l'uovo, il parmigiano, la
   salsa Worcestershire, l'aglio in polvere, sale
   e pepe.

3. Trasferisci il composto in una teglia da
   forno e forma un polpettone.

4. Cuoci in forno per circa 45 minuti o fino a
   quando il polpettone è ben cotto
   all'interno.

5. Lascia riposare per 10 minuti prima di
   tagliare e servire.

Zoodles al Pesto di Basilico con Gamberetti

Tempo di Preparazione: 15 minuti
Tempo di Cottura: 10 minuti
Porzioni: 2

Ingredienti:

- 300 g di zucchine, tagliate a spirale

- 200 g di gamberetti, sgusciati e puliti

- 100 g di pesto di basilico

- 30 ml di olio d'oliva

- Sale e pepe, q.b.

Istruzioni:

1. In una padella grande, riscalda l'olio d'oliva
   e cuoci i gamberetti fino a diventano rosa e
   cotti.

2. Aggiungi gli zoodles di zucchina e falli
   saltare per circa 2-3 minuti, fino a che non
   sono leggermente ammorbiditi.

3. Riduci la fiamma, aggiungi il pesto di
   basilico e mescola bene per coprire gli
   zoodles e i gamberetti.

4. Condisci con sale e pepe a piacere e servi
   caldo.

Taco Salad con Carne Tritata e Guacamole

Tempo di Preparazione: 20 minuti
Tempo di Cottura: 10 minuti
Porzioni: 4

Ingredienti:

- 400 g di carne macinata di manzo
- 200 g di lattuga iceberg
- 100 g di pomodori, tagliati a cubetti
- 100 g di guacamole
- 50 g di formaggio grattugiato
- 30 ml di olio di oliva
- 5 g di spezie per taco
- Sale e pepe, q.b.

Istruzioni:

1. In una padella, riscalda l'olio di oliva e cuoci la carne macinata con le spezie per taco fino a che non è ben cotta.
2. In una grande ciotola, combina la lattuga, i pomodori, e il formaggio.
3. Aggiungi la carne cotta all'insalata e mescola bene.
4. Guarnisci con guacamole e servi immediatamente.

Crema di Asparagi e Avocado

Tempo di Preparazione: 10 minuti
Tempo di Cottura: 20 minuti
Porzioni: 4

Ingredienti:

- 300 g di asparagi, tagliati a pezzi
- 1 avocado maturo (200 g), tagliato a cubetti
- 1 cipolla media (100 g), tritata
- 500 ml di brodo vegetale
- 100 ml di panna da cucina
- 30 ml di olio d'oliva
- Sale e pepe, q.b.

Istruzioni:

1. In una pentola, riscalda l'olio d'oliva e soffriggi la cipolla fino a che non diventa trasparente.
2. Aggiungi gli asparagi e cuoci per alcuni minuti.
3. Versa il brodo vegetale e porta a ebollizione.
4. Riduci la fiamma e lascia cuocere per 15 minuti.
5. Aggiungi l'avocado e la panna, poi frulla tutto con un mixer ad immersione fino ad ottenere una crema liscia.
6. Condisci con sale e pepe e servi calda.

Insalata di Cavolo e Salsiccia

Tempo di Preparazione: 15 minuti
Tempo di Cottura: 10 minuti
Porzioni: 4

Ingredienti:

- 300 g di cavolo, tagliato finemente
- 200 g di salsiccia, tagliata a rondelle
- 50 g di cipolla rossa, affettata sottilmente
- 30 ml di aceto di mele
- 30 ml di olio extravergine di oliva
- 5 g di semi di senape
- Sale e pepe, q.b.

Istruzioni:

1. In una padella grande, cuoci la salsiccia fino a che non diventa dorata e cotta.

2. Togli la salsiccia dalla padella e nella stessa padella, salta il cavolo e la cipolla fino a che non sono appassiti.

3. In una grande ciotola, combina il cavolo, la cipolla, la salsiccia, e condisci con aceto di mele, olio d'oliva, semi di senape, sale e pepe.

4. Mescola bene e lascia riposare per qualche minuto prima di servire per permettere ai sapori di amalgamarsi.

Bistecca ai Ferri con Burro alle Erbe

Tempo di Preparazione: 5 minuti
Tempo di Cottura: 10 minuti
Porzioni: 2

Ingredienti:

- 2 bistecche di manzo (circa 200 g ciascuna)
- 50 g di burro, ammorbidito
- 5 g di erba cipollina, tritata
- 5 g di prezzemolo, tritato
- Sale e pepe nero, q.b.
- Olio d'oliva, per grigliare

Istruzioni:

1. Prepara il burro alle erbe mescolando il burro ammorbidito con erba cipollina, prezzemolo, sale e pepe.

2. Riscalda una griglia o una padella e ungi le bistecche con un filo d'olio d'oliva.

3. Cuoci le bistecche per 4-5 minuti per lato o fino al grado di cottura desiderato.

4. Togli le bistecche dal fuoco e lasciale riposare per un paio di minuti.

5. Servi le bistecche con una noce di burro alle erbe sopra.

Pollo al Curry con Cavolfiore

Tempo di Preparazione: 20 minuti
Tempo di Cottura: 20 minuti
Porzioni: 4

Ingredienti:

- 400 g di petto di pollo, tagliato a cubetti
- 300 g di cavolfiore, tagliato a cimette
- 200 ml di latte di cocco
- 50 g di curry rosso
- 30 ml di olio di cocco
- Coriandolo fresco, per guarnire
- Sale, q.b.

Istruzioni:

1. In una grande padella, riscalda l'olio di cocco e aggiungi la pasta di curry rosso.
2. Aggiungi il pollo e cuoci fino a che non è dorato su tutti i lati.
3. Aggiungi il cavolfiore e il latte di cocco, porta a ebollizione.
4. Riduci il fuoco e lascia sobbollire per 15 minuti o fino a quando il cavolfiore è tenero e il pollo completamente cotto.
5. Aggiusta di sale e guarnisci con coriandolo fresco prima di servire.

Insalata di Avocado e Gamberi

Tempo di Preparazione: 10 minuti
Tempo di Cottura: 5 minuti
Porzioni: 2

Ingredienti:

- 200 g di gamberi sgusciati e puliti
- 1 avocado grande (200 g), tagliato a cubetti
- 100 g di pomodorini ciliegia, tagliati a metà
- 50 g di rucola
- 30 ml di olio extravergine di oliva
- Succo di 1 lime
- Sale e pepe, q.b.

Istruzioni:

1. In una padella, cuoci i gamberi con un filo d'olio fino a che non sono rosa e cotti.
2. In una ciotola grande, combina l'avocado, i pomodorini, la rucola, e i gamberi caldi.
3. Condisci con olio, succo di lime, sale e pepe.
4. Mescola delicatamente e servi subito.

Zuppa Fredda di Cetriolo e Avocado

Tempo di Preparazione: 10 minuti
Tempo di Cottura: 0 minuti
Porzioni: 2

Ingredienti:

- 2 cetrioli grandi (300 g), pelati e tritati
- 1 avocado maturo (200 g)
- 250 ml di brodo vegetale
- 30 ml di panna acida
- 15 ml di succo di limone
- Sale e pepe bianco, q.b.

Istruzioni:

1. In un frullatore, combina i cetrioli, l'avocado, il brodo vegetale e il succo di limone.
2. Frulla fino a ottenere una consistenza liscia.
3. Aggiusta di sale e pepe, poi raffredda in frigorifero per almeno un'ora.
4. Servi la zuppa fredda guarnita con un cucchiaio di panna acida.

Frittata di Peperoni e Salame

Tempo di Preparazione: 10 minuti
Tempo di Cottura: 15 minuti
Porzioni: 4

Ingredienti:

- 8 uova (400 g)
- 200 g di salame, tagliato a cubetti
- 150 g di peperoni, tagliati a strisce
- 100 g di cipolla, affettata
- 30 ml di olio di oliva
- Sale e pepe, q.b.

Istruzioni:

1. In una padella grande che possa andare in forno, riscalda l'olio di oliva e soffriggi il salame fino a che non diventa croccante.
2. Aggiungi peperoni e cipolla, cuoci fino a che non sono morbidi.
3. Sbatti le uova con sale e pepe, poi versale nella padella con il salame e i vegetali.
4. Cuoci a fuoco medio-basso fino a che il bordo inizia a rapprendersi, poi trasferisci in forno pre-riscaldato a 180°C per 5-7 minuti o fino a che non è completamente cotta.
5. Servi calda.

Costolette di Maiale in Salsa Barbecue

Tempo di Preparazione: 10 minuti
Tempo di Cottura: 1 ora
Porzioni: 4

Ingredienti:

- 800 g di costolette di maiale
- 100 g di salsa barbecue zero zuccheri
- 5 g di paprika affumicata

- Sale e pepe, q.b.

- 30 ml di olio di oliva

Istruzioni:

1. Pre-riscalda il forno a 160°C.

2. Marina le costolette con paprika, sale, pepe e un filo d'olio di oliva.

3. Posizionale in una teglia da forno e coprile con un foglio di alluminio.

4. Cuoci in forno per circa 1 ora o fino a quando sono tenere.

5. Rimuovi il foglio, spennella le costolette con la salsa barbecue e aumenta la temperatura a 200°C.

6. Griglia per altri 10-15 minuti fino a che non sono caramellizzate.

7. Servi calde con extra salsa barbecue.

Insalata di Anatra Affumicata e Avocado

Tempo di Preparazione: 15 minuti
Tempo di Cottura: 0 minuti
Porzioni: 2

Ingredienti:

- 200 g di petto di anatra affumicata, tagliato a fette

- 1 avocado grande (200 g), tagliato a cubetti

- 100 g di insalata

- 50 g di noci, tritate grossolanamente

- 30 ml di olio di noce

- 15 ml di aceto balsamico

- Sale e pepe, q.b.

Istruzioni:

1. In una grande ciotola, combina l'insalata, l'avocado e le fette di anatra affumicata.

2. Prepara un'emulsione con l'olio di noce, l'aceto balsamico, sale e pepe.

3. Versa il condimento sull'insalata, aggiungi le noci tritate e mescola delicatamente.

4. Servi subito per godere della freschezza degli ingredienti.

Uova Strapazzate e Salmone Affumicato

Tempo di Preparazione: 10 minuti
Tempo di Cottura: 5 minuti
Porzioni: 2

Ingredienti:

- 4 uova (200 g)

- 100 g di salmone affumicato

- 30 g di formaggio spalmabile

- 10 g di aneto fresco, tritato

- Sale e pepe, q.b.

- 15 ml di olio di oliva

Istruzioni:

1. Sbatti le uova con sale e pepe.

2. Riscalda l'olio in una padella e versa le uova, cucinando a fuoco basso fino a che non sono quasi completamente rapprese.

3. Aggiugni prima il formaggio sulle uova, poi il salmone affumicato e l'aneto.

4. Raggiungi la consistenza che desideri

Tartare di Avocado e Tonno

Tempo di Preparazione: 15 minuti
Tempo di Cottura: 0 minuti
Porzioni: 2

Ingredienti:

- 200 g di tonno fresco, tagliato a dadini

- 1 avocado grande (200 g), tagliato a dadini

- 30 ml di succo di limone

- 20 ml di olio extravergine di oliva

- 5 g di semi di sesamo

- Sale e pepe, q.b.

Istruzioni:

1. In una ciotola, mescola delicatamente il tonno, l'avocado, il succo di limone e l'olio di oliva.

2. Condisci con sale e pepe a piacere.

3. Cospargi con semi di sesamo prima di servire.

4. Presenta la tartare in coppette individuali o su piattini freddi per un antipasto raffinato e fresco.

Capitolo 3: Cene Chetogeniche

Esplora una serie di deliziose ricette per la cena, arricchite con un tocco italiano, perfette per chi segue una dieta chetogenica. Queste ricette combinano il gusto ricco della cucina italiana con la nutrizione ottimale per mantenerti in chetosi.

Spaghetti di Zucchine alla Carbonara

Tempo di Preparazione: 15 minuti
Tempo di Cottura: 10 minuti
Porzioni: 2

Ingredienti:

- 400 g di zucchine, tagliate a spirale
- 150 g di guanciale, tagliato a cubetti
- 100 g di Parmigiano Reggiano, grattugiato
- 2 uova grandi
- Sale e pepe nero, q.b.
- Olio extravergine di oliva, per cucinare

Istruzioni:

1. In una padella grande, rosola il guanciale in un filo d'olio fino a che non diventa croccante.
2. In una ciotola, sbatti le uova con il Parmigiano Reggiano, sale e pepe.
3. Aggiungi gli spaghetti di zucchine nella padella con il guanciale e cuoci per circa 2-3 minuti.
4. Togli dal fuoco e versa la miscela di uova e formaggio, mescolando velocemente per evitare che le uova si rapprendano troppo.
5. Servi immediatamente, guarnendo con ulteriore Parmigiano e pepe nero.

Risotto di Cavolfiore al Tartufo

Tempo di Preparazione: 10 minuti
Tempo di Cottura: 20 minuti
Porzioni: 4

Ingredienti:

- 1 cavolfiore grande, tritato finemente o frullato fino a ottenere una consistenza di "riso"
- 50 g di burro
- 1 scalogno, tritato finemente
- 100 ml di vino bianco secco
- 500 ml di brodo vegetale caldo
- 30 g di tartufo nero, affettato sottilmente
- 50 g di Parmigiano Reggiano, grattugiato
- Sale e pepe, q.b.

- Olio al tartufo, per guarnire

Istruzioni:

1. In una padella grande, sciogli il burro e soffriggi lo scalogno fino a che non diventa trasparente.

2. Aggiungi il cavolfiore tritato e cuoci per alcuni minuti, mescolando frequentemente.

3. Sfuma con il vino bianco e lascia evaporare.

4. Aggiungi gradualmente il brodo vegetale, continuando a cuocere come un tradizionale risotto, fino a quando il cavolfiore è cremoso e morbido.

5. Aggiungi il tartufo e il Parmigiano, mescola bene. Condisci con sale e pepe.

6. Servi il risotto guarnito con olio al tartufo e ulteriori scaglie di tartufo se desiderato.

Bistecca alla Fiorentina con Insalata di Rucola e Parmigiano

Tempo di Preparazione: 10 minuti
Tempo di Cottura: 10 minuti
Porzioni: 2

Ingredienti:

- 1 bistecca alla fiorentina (circa 800 g)

- 200 g di rucola

- 50 g di scaglie di Parmigiano Reggiano

- 30 ml di olio extravergine di oliva

- 15 ml di aceto balsamico

- Sale e pepe nero, q.b.

Istruzioni:

1. Pre-riscalda una griglia o una padella alla massima temperatura.

2. Condisci la bistecca con sale e pepe e griglia per circa 3-5 minuti per lato, a seconda dello spessore e delle preferenze di cottura.

3. Lascia riposare la carne per 5 minuti prima di tagliarla.

4. Nel frattempo, combina la rucola con l'olio, l'aceto balsamico, sale e pepe.

5. Disponi la rucola su un piatto, aggiungi scaglie di Parmigiano sopra.

6. Servi la bistecca affiancata dalla insalata.

Polpette di Melanzane alla Parmigiana

Tempo di Preparazione: 20 minuti
Tempo di Cottura: 30 minuti
Porzioni: 4

Ingredienti:

- 300 g di melanzane, tagliate a cubetti e saltate in padella

- 100 g di mozzarella, tagliata a cubetti

- 50 g di Parmigiano Reggiano, grattugiato

- 1 uovo

- 30 ml di olio extravergine di oliva

- 200 ml di passata di pomodoro

- Sale e pepe, q.b.

- Basilico fresco, per guarnire

Istruzioni:

1. Pre-riscalda il forno a 180°C.

2. In una ciotola grande, mescola le melanzane con mozzarella, Parmigiano, e l'uovo. Condisci con sale e pepe.

3. Forma delle polpette e disponile su una teglia rivestita di carta forno.

4. Cuoci in forno per 20 minuti.

5. Riscalda la passata di pomodoro in una padella con un filo d'olio, sale e pepe.

6. Versa la salsa sui polpette e cuoci per altri 10 minuti.

7. Servi caldo, guarnito con basilico fresco.

Sformato di Zucchine e Ricotta

Tempo di Preparazione: 15 minuti
Tempo di Cottura: 35 minuti
Porzioni: 4

Ingredienti:

- 400 g di zucchine, grattugiate e strizzate

- 250 g di ricotta

- 2 uova

- 50 g di Parmigiano Reggiano, grattugiato

- Sale e pepe, q.b.

- Olio extravergine di oliva, per ungere

Istruzioni:

1. Pre-riscalda il forno a 180°C.

2. In una ciotola, mescola le zucchine con la ricotta, le uova, e il Parmigiano. Condisci con sale e pepe.

3. Ungi una teglia da forno e versa il composto di zucchine.

4. Cuoci in forno per 35 minuti o fino a doratura.

5. Lascia raffreddare per qualche minuto prima di servire.

Involtini di Prosciutto e Asparagi

Tempo di Preparazione: 10 minuti
Tempo di Cottura: 10 minuti
Porzioni: 4

Ingredienti:

- 16 asparagi freschi, mondati

- 200 g di prosciutto crudo, tagliato sottile

- 30 ml di olio extravergine di oliva

- Sale e pepe, q.b.

Istruzioni:

1. Avvolgi ciascun asparago con una fetta di prosciutto crudo.

2. Scaldare una griglia o una padella e ungere leggermente con olio d'oliva.

3. Griglia gli involtini di prosciutto e asparagi fino a che il prosciutto non diventa croccante e gli asparagi sono teneri, circa 10 minuti.

4. Condisci con un pizzico di sale e pepe prima di servire.

Minestra di Cavolo Nero e Salsiccia

Tempo di Preparazione: 15 minuti
Tempo di Cottura: 30 minuti
Porzioni: 4

Ingredienti:

- 300 g di salsiccia italiana, tagliata a rondelle
- 200 g di cavolo nero, tritato
- 1 litro di brodo di carne
- 50 g di cipolla, tritata
- 30 ml di olio extravergine di oliva
- Sale e pepe, q.b.

Istruzioni:

1. In una grande pentola, soffriggi la cipolla nell'olio fino a che non diventa traslucida.

2. Aggiungi la salsiccia e cuoci fino a doratura.

3. Aggiungi il cavolo nero e il brodo di carne. Porta a ebollizione, poi riduci il fuoco e lascia sobbollire per circa 20 minuti.

4. Assaggia e aggiusta di sale e pepe. Servi caldo.

Filetto di Branzino al Forno con Olive e Capperi

Tempo di Preparazione: 10 minuti
Tempo di Cottura: 20 minuti
Porzioni: 4

Ingredienti:

- 4 filetti di branzino (circa 200 g ciascuno)
- 50 g di olive nere, denocciolate
- 20 g di capperi
- 2 spicchi d'aglio, affettati
- 30 ml di olio extravergine di oliva
- Sale e pepe, q.b.
- Limone, per guarnire

Istruzioni:

1. Pre-riscalda il forno a 200°C.

2. Disponi i filetti di branzino in una teglia da forno, condiscili con sale, pepe, aglio, olive e capperi.

3. Aggiungi l'olio d'oliva e cuoci in forno per circa 20 minuti o fino a quando il pesce è cotto e umido.

4. Servi i filetti di branzino guarniti con fette di limone fresco.

Caprese

Tempo di Preparazione: 10 minuti
Tempo di Cottura: 0 minuti
Porzioni: 4

Ingredienti:

- 4 pomodori grandi, affettati
- 200 g di mozzarella di bufala, affettata
- 20 g di basilico fresco
- 30 ml di olio extravergine di oliva
- Sale e pepe nero, q.b.

Istruzioni:

1. Alterna in un piatto le fette di pomodoro e mozzarella.
2. Cospargi con le foglie di basilico.
3. Condisci con olio, sale e pepe.
4. Servi immediatamente per una fresca insalata Caprese.

Frittata di Funghi Porcini

Tempo di Preparazione: 10 minuti
Tempo di Cottura: 15 minuti
Porzioni: 4

Ingredienti:

- 6 uova
- 150 g di funghi porcini freschi, affettati
- 50 g di Parmigiano Reggiano, grattugiato
- 30 ml di panna da cucina
- 30 ml di olio extravergine di oliva
- Sale e pepe, q.b.

Istruzioni:

1. In una padella, soffriggi i funghi nell'olio fino a che non sono dorati.
2. In una ciotola, sbatti le uova con la panna, il Parmigiano, sale e pepe.
3. Versa il composto di uova sui funghi nella padella.
4. Cuoci a fuoco medio-basso fino a che la frittata non si rapprende e il fondo è dorato.
5. Servi calda, tagliata a spicchi.

Costine di Agnello Scottadito

Tempo di Preparazione: 5 minuti
Tempo di Cottura: 10 minuti
Porzioni: 4

Ingredienti:

- 8 costine di agnello
- 30 ml di olio extravergine di oliva
- 2 spicchi d'aglio, schiacciati
- Rosmarino fresco, q.b.
- Sale e pepe, q.b.

Istruzioni:

1. Pre-riscalda una griglia o una padella alla massima temperatura.

2. Condisci le costine con sale, pepe, aglio e rosmarino.

3. Ungi le costine con olio d'oliva e griglia per circa 3-5 minuti per lato, a seconda dello spessore e delle preferenze di cottura.

4. Servi immediatamente, facendo attenzione al calore intenso delle costine ("scottadito").

Melanzane alla Parmigiana

Tempo di Preparazione: 20 minuti
Tempo di Cottura: 45 minuti
Porzioni: 4

Ingredienti:

- 2 melanzane grandi, affettate lungo
- 200 g di passata di pomodoro
- 150 g di mozzarella di bufala, affettata
- 50 g di Parmigiano Reggiano, grattugiato
- 30 ml di olio extravergine di oliva
- Basilico fresco, per guarnire
- Sale e pepe, q.b.

Istruzioni:

1. Pre-riscalda il forno a 180°C.

2. Griglia le fette di melanzana in una padella con un filo d'olio fino a che non sono morbide.

3. In una teglia da forno, alterna strati di melanzane, passata di pomodoro, mozzarella e Parmigiano.

4. Ripeti gli strati fino a esaurimento degli ingredienti, terminando con uno strato di formaggio.

5. Cuoci in forno per circa 45 minuti o fino a che il formaggio è dorato e bollente.

6. Guarnisci con basilico fresco prima di servire.

Scaloppine di Pollo al Limone

Tempo di Preparazione: 10 minuti
Tempo di Cottura: 15 minuti
Porzioni: 4

Ingredienti:

- 4 petti di pollo, sottili
- 30 ml di olio extravergine di oliva
- 30 ml di succo di limone
- 50 ml di brodo di pollo
- 5 g di prezzemolo tritato
- Sale e pepe, q.b.

Istruzioni:

1. Riscalda l'olio in una padella su fuoco medio-alto.

2. Aggiungi i petti di pollo e cuoci per circa 3-4 minuti per lato, fino a doratura.

3. Riduci la fiamma, aggiungi il succo di limone e il brodo. Lascia sobbollire per 5 minuti.

4. Condisci con sale e pepe e cospargi con prezzemolo fresco tritato prima di servire.

Pesto di Rucola e Noci

Tempo di Preparazione: 10 minuti
Tempo di Cottura: 0 minuti
Porzioni: 4

Ingredienti:

- 100 g di rucola fresca
- 50 g di noci
- 50 g di Parmigiano Reggiano, grattugiato
- 1 spicchio d'aglio
- 120 ml di olio extravergine di oliva
- Sale e pepe, q.b.

Istruzioni:

1. In un frullatore, combina la rucola, le noci, l'aglio, il Parmigiano, sale e pepe.

2. Frulla brevemente, poi aggiungi lentamente l'olio mentre continui a frullare fino a ottenere una consistenza liscia e omogenea.

3. Usa il pesto come condimento per zoodles o come salsa per carni grigliate.

Tagliata di Manzo su Letto di Rucola

Tempo di Preparazione: 5 minuti
Tempo di Cottura: 10 minuti
Porzioni: 2

Ingredienti:

- 400 g di controfiletto di manzo
- 200 g di rucola
- 30 ml di aceto balsamico
- 30 ml di olio extravergine di oliva
- Sale e pepe nero, q.b.
- Scaglie di Parmigiano Reggiano, per guarnire

Istruzioni:

1. Condisci la carne con sale e pepe e griglia su fuoco alto per 4-5 minuti per lato.

2. Lascia riposare la carne per 5 minuti, poi tagliala a fette sottili.

3. Disponi la rucola su un piatto, adagia sopra le fette di carne.

4. Condisci con olio e aceto balsamico e guarnisci con scaglie di Parmigiano.

Insalata di Mare

Tempo di Preparazione: 15 minuti
Tempo di Cottura: 10 minuti
Porzioni: 4

Ingredienti:

- 200 g di calamari, puliti e tagliati ad anelli
- 200 g di gamberetti sgusciati
- 150 g di polpo cotto, tagliato a pezzi
- 100 g di rucola
- 30 ml di olio extravergine di oliva
- 15 ml di succo di limone
- 2 spicchi d'aglio, tritati
- Prezzemolo fresco, tritato
- Sale e pepe, q.b.

Istruzioni:

1. Cuoci i calamari e i gamberetti in acqua bollente salata per 2-3 minuti, poi scola.
2. In una ciotola grande, combina i frutti di mare con il polpo, la rucola, l'aglio, il prezzemolo, il succo di limone e l'olio.
3. Condisci con sale e pepe e mescola delicatamente.
4. Lascia riposare per alcuni minuti per amalgamare i sapori prima di servire.

Zuppa di Pesce alla Livornese

Tempo di Preparazione: 20 minuti
Tempo di Cottura: 40 minuti
Porzioni: 4

Ingredienti:

- 400 g di misto pesce per zuppa (es. scorfano, tracina, razza)
- 200 g di pomodori pelati, tritati
- 1 cipolla, tritata
- 2 spicchi d'aglio, affettati
- 500 ml di brodo di pesce
- 30 ml di olio extravergine di oliva
- 10 ml di brandy
- Prezzemolo fresco, tritato
- Sale e pepe, q.b.

Istruzioni:

1. In una pentola grande, soffriggi la cipolla e l'aglio nell'olio fino a che non sono dorati.
2. Aggiungi il brandy e lascia evaporare.
3. Aggiungi i pomodori e cuoci per qualche minuto.
4. Aggiungi il brodo di pesce e porta a ebollizione.
5. Aggiungi il pesce, riduci il fuoco e lascia sobbollire per circa 30 minuti.
6. Condisci con sale, pepe e prezzemolo prima di servire caldo.

Vitello Tonnato

Tempo di Preparazione: 20 minuti
Tempo di Cottura: 45 minuti
Porzioni: 4

Ingredienti:

- 500 g di fesa di vitello
- 150 g di tonno in scatola, sgocciolato
- 50 g di capperi
- 2 acciughe sotto sale, pulite
- 100 ml di maionese
- 30 ml di olio extravergine di oliva
- 500 ml di brodo di carne
- Sale e pepe, q.b.

Istruzioni:

1. In una pentola, cuoci il vitello nel brodo di carne a fuoco lento fino a che è tenero, circa 45 minuti.
2. Lascia raffreddare la carne nel brodo, poi tagliala a fette sottili.
3. Nel frullatore, combina il tonno, le acciughe, i capperi, la maionese e un po' di brodo di cottura fino a ottenere una salsa omogenea.
4. Disponi le fette di vitello su un piatto, coprile con la salsa tonnata e guarnisci con ulteriori capperi.
5. Servi freddo o a temperatura ambiente.

Polenta Concia con Funghi e Salsiccia

Tempo di Preparazione: 5 minuti
Tempo di Cottura: 30 minuti
Porzioni: 4

Ingredienti:

- 200 g di polenta istantanea
- 100 g di funghi porcini freschi, affettati
- 200 g di salsiccia, sbriciolata
- 100 g di Fontina, tagliata a cubetti
- 30 ml di olio extravergine di oliva
- 1 spicchio d'aglio, tritato
- Sale e pepe, q.b.
- Prezzemolo fresco, tritato

Istruzioni:

1. Cuoci la polenta secondo le istruzioni del pacchetto.
2. In una padella, soffriggi l'aglio e i funghi nell'olio fino a che non sono dorati.
3. Aggiungi la salsiccia e cuoci fino a che non è ben cotta.
4. Mescola la polenta con la fontina fino a che il formaggio non si scioglie completamente.
5. Versa la polenta in un piatto da portata, coprila con il misto di funghi e salsiccia.
6. Cospargi con prezzemolo tritato e servi caldo.

Brasato al Barolo

Tempo di Preparazione: 20 minuti
Tempo di Cottura: 3 ore
Porzioni: 4

Ingredienti:

- 800 g di manzo (es. guancia o muscolo)
- 500 ml di vino
- 2 carote, tagliate a rondelle
- 1 cipolla, tritata
- 2 coste di sedano, tritate
- 2 spicchi d'aglio, schiacciati
- 30 ml di olio extravergine di oliva
- 2 foglie di alloro
- Sale e pepe nero, q.b.
- Brodo di carne, quanto basta

Istruzioni:

1. In una casseruola grande, rosola la carne in olio caldo fino a doratura su tutti i lati.
2. Aggiungi cipolla, carote, sedano e aglio, cuoci fino a che le verdure sono morbide.
3. Sfuma con il vino e lascia ridurre di metà.
4. Aggiungi il brodo di carne e le foglie di alloro, copri e lascia cuocere a fuoco basso per circa 3 ore, fino a che la carne è estremamente tenera.
5. Servi il brasato tagliato a fette con il suo sugo di cottura.

Capitolo 4: Snack e Spuntini

Scopri una varietà di snack e spuntini chetogenici, ideali per soddisfare la fame tra i pasti senza uscire dalla chetosi. Queste opzioni sono pratiche, deliziose e perfette per mantenere il tuo regime alimentare chetogenico anche nei momenti di fretta.

Chips di Zucchine al Parmigiano

Tempo di Preparazione: 10 minuti
Tempo di Cottura: 20 minuti
Porzioni: 4

Ingredienti:

- 2 zucchine grandi, tagliate a fette sottili

- 50 g di Parmigiano Reggiano, grattugiato

- Olio extravergine di oliva, per spennellare

- Sale e pepe, q.b.

Istruzioni:

1. Pre-riscalda il forno a 180°C.

2. Disponi le fette di zucchina su una teglia rivestita di carta da forno, spennella con olio e cospargi con Parmigiano.

3. Condisci con sale e pepe.

4. Cuoci in forno per circa 20 minuti o fino a che sono croccanti e dorate.

5. Lascia raffreddare su una griglia prima di servire.

Mini Frittate di Spinaci e Ricotta

Tempo di Preparazione: 15 minuti
Tempo di Cottura: 20 minuti
Porzioni: 6

Ingredienti:

- 6 uova

- 200 g di spinaci freschi, tritati

- 100 g di ricotta

- 50 g di Pecorino Romano, grattugiato

- Sale e pepe, q.b.

- Olio d'oliva, per ungere

Istruzioni:

1. Pre-riscalda il forno a 180°C.

2. In una ciotola, sbatti le uova con ricotta, Pecorino, sale e pepe.

3. Aggiungi gli spinaci tritati e mescola bene.

4. Oli le cavità di una teglia per muffin e riempi ciascuna con il composto.

5. Cuoci in forno per circa 20 minuti o fino a che le frittate sono gonfie e dorate.

6. Lascia raffreddare leggermente prima di rimuovere dalle teglie.

Olive Ripiene di Mandorle

Tempo di Preparazione: 10 minuti
Tempo di Cottura: 0 minuti
Porzioni: 4

Ingredienti:

- 200 g di olive verdi, denocciolate

- 100 g di mandorle

- Olio extravergine di oliva, per condire

- Erbe aromatiche tritate (rosmarino, timo), q.b.

Istruzioni:

1. Farcisci ciascuna oliva con una mandorla.

2. Disponi le olive su un piatto e condisci con un filo d'olio e erbe aromatiche.

3. Servi come snack veloce o antipasto.

Bocconcini di Mozzarella e Pomodoro

Tempo di Preparazione: 10 minuti
Tempo di Cottura: 0 minuti
Porzioni: 4

Ingredienti:

- 200 g di mozzarella di bufala, tagliata a cubetti

- 200 g di pomodorini ciliegia, tagliati a metà

- Basilico fresco, q.b.

- Olio extravergine di oliva

- Sale e pepe, q.b.

Istruzioni:

1. Alterna su uno stuzzicadente un cubetto di mozzarella, una foglia di basilico e mezzo pomodorino.

2. Disponi gli spiedini su un piatto.

3. Condisci con olio, sale e pepe.

4. Servi come uno snack fresco e gustoso.

Rotolini di Prosciutto e Rucola

Tempo di Preparazione: 10 minuti
Tempo di Cottura: 0 minuti
Porzioni: 4

Ingredienti:

- 8 fette di prosciutto crudo

- 100 g di rucola

- 50 g di formaggio spalmabile

- Pepe nero, q.b.

Istruzioni:

1. Spalma una sottile strato di formaggio spalmabile su ogni fetta di prosciutto.

2. Aggiungi un po' di rucola su ogni fetta e avvolgi stretto.

3. Taglia ciascun rotolo in due o tre pezzi.

4. Servi come un appetitoso snack o antipasto.

Crostini di Melanzana

Tempo di Preparazione: 10 minuti
Tempo di Cottura: 15 minuti
Porzioni: 4

Ingredienti:

- 1 melanzana grande, tagliata a fette sottili
- 100 g di ricotta salata, grattugiata
- Olio extravergine di oliva
- Sale e pepe, q.b.

Istruzioni:

1. Pre-riscalda il forno a 200°C.
2. Disponi le fette di melanzana su una teglia, condisci con olio, sale e pepe.
3. Cuoci in forno per circa 10-15 minuti o fino a che sono dorate e morbide.
4. Togli dal forno, cospargi con ricotta salata e servi.

Noci Tostate al Rosmarino

Tempo di Preparazione: 5 minuti
Tempo di Cottura: 10 minuti
Porzioni: 4

Ingredienti:

- 200 g di mix di noci (mandorle, noci, noccioline)
- 2 rametti di rosmarino, tritati
- 30 ml di olio extravergine di oliva
- Sale grosso, q.b.

Istruzioni:

1. Pre-riscalda il forno a 180°C.
2. In una ciotola, mescola le noci con l'olio, il rosmarino e un pizzico di sale grosso.
3. Disponi le noci su una teglia e cuoci in forno per circa 10 minuti, mescolando a metà cottura.
4. Lascia raffreddare e servi come uno snack croccante e aromatico.

Avocado Ripieni di Tonno

Tempo di Preparazione: 10 minuti
Tempo di Cottura: 0 minuti
Porzioni: 2

Ingredienti:

- 2 avocado, tagliati a metà e denocciolati
- 100 g di tonno in scatola, sgocciolato
- 30 ml di maionese
- Succo di 1 limone
- Sale e pepe, q.b.

Istruzioni:

1. In una ciotola, mescola il tonno con la maionese, il succo di limone, sale e pepe.

2. Riempite le cavità degli avocado con il mix
   di tonno.

3. Servi come snack nutriente e ricco di
   proteine.

Spiedini di Caprese

Tempo di Preparazione: 10 minuti
Tempo di Cottura: 0 minuti
Porzioni: 4

Ingredienti:

- 16 mozzarelline ciliegine

- 16 pomodorini

- 16 foglie di basilico

- Olio extravergine di oliva

- Balsamico, per guarnire

- Sale e pepe, q.b.

Istruzioni:

1. Infilza su uno stuzzicadente una
   mozzarellina, una foglia di basilico e un
   pomodorino.

2. Disponi gli spiedini su un piatto.

3. Irrora con olio e qualche goccia di
   balsamico.

4. Condisci con sale e pepe.

5. Servi come uno snack fresco e delizioso.

Pepite di Parmigiano al Forno

Tempo di Preparazione: 5 minuti
Tempo di Cottura: 3-5 minuti
Porzioni: 4

Ingredienti:

- 100 g di Parmigiano Reggiano, grattugiato
  finemente

Istruzioni:

1. Pre-riscalda il forno a 200°C.

2. Rivesti una teglia con carta da forno.

3. Disponi piccoli mucchietti di Parmigiano
   grattugiato sulla carta, distanziandoli
   leggermente.

4. Appiattisci leggermente ciascun
   mucchietto con il dorso di un cucchiaio.

5. Cuoci in forno per 3-5 minuti o fino a che
   non sono dorati e croccanti.

6. Lascia raffreddare completamente prima di
   rimuoverli dalla teglia; diventeranno
   ancora più croccanti man mano che si
   raffreddano.

7. Servi le pepite di Parmigiano come snack
   croccante o come guarnizione per insalate
   e zuppe.

Capitolo 5: Dolci e Dessert

Qui troverai una selezione di dolci chetogenici che ti permetteranno di goderti un momento di piacere senza compromettere il tuo regime alimentare. Queste ricette sono state create per essere gustose ma rispettose delle restrizioni di una dieta chetogenica.

Cheesecake Chetogenica Senza Cottura

Tempo di Preparazione: 20 minuti
Tempo di Riposo: 2 ore
Porzioni: 8

Ingredienti:

- 200 g di formaggio cremoso

- 100 ml di panna da montare

- 50 g di eritritolo (o altro dolcificante chetogenico)

- 1 cucchiaino di estratto di vaniglia

- 100 g di mandorle macinate finemente

- 50 g di burro, fuso

Istruzioni:

1. Mescola le mandorle macinate con il burro fuso e pressa il composto sul fondo di una tortiera a cerniera per formare la base.

2. In una ciotola, mischia il formaggio cremoso con l'eritritolo e l'estratto di vaniglia fino a ottenere un composto liscio.

3. In un'altra ciotola, monta la panna e poi incorporala delicatamente al composto di formaggio.

4. Versa la crema ottenuta sulla base di mandorle e livella la superficie.

5. Lascia riposare in frigorifero per almeno 2 ore prima di servire.

Tiramisù Chetogenico

Tempo di Preparazione: 30 minuti
Tempo di Riposo: 4 ore
Porzioni: 6

Ingredienti:

- 3 uova grandi, separate

- 250 g di mascarpone

- 50 g di eritritolo

- 1 tazza di caffè freddo

- 50 g di cacao in polvere per la guarnizione

- Estratto di vaniglia, q.b.

Istruzioni:

1. Sbatti i tuorli con il dolcificante fino a che diventano chiari e spumosi.

2. Aggiungi il mascarpone e l'estratto di vaniglia, mescola fino ad ottenere un composto omogeneo.

3. In una ciotola separata, monta gli albumi a neve ferma e poi incorporali delicatamente al composto di mascarpone.

4. Inzuppa velocemente delle fette di pan di Spagna chetogenico nel caffè e disponile in uno strato su una pirofila.

5. Copri con uno strato di crema di mascarpone, poi ripeti i due strati.

6. Copri con cacao in polvere e lascia riposare in frigorifero per almeno 4 ore prima di servire.

Brownies al Cioccolato Fondente

Tempo di Preparazione: 15 minuti
Tempo di Cottura: 20 minuti
Porzioni: 12

Ingredienti:

- 200 g di cioccolato fondente, almeno 85% cacao

- 100 g di burro

- 3 uova

- 100 g di eritritolo

- 50 g di farina di mandorle

- 1 cucchiaino di estratto di vaniglia

- 1 pizzico di sale

Istruzioni:

1. Pre-riscalda il forno a 175°C e rivesti una teglia con carta da forno.

2. Sciogli il cioccolato e il burro insieme, mescolando fino ad ottenere un composto omogeneo.

3. In una ciotola, sbatti le uova con l'eritritolo, la vaniglia e il sale.

4. Incorpora la farina di mandorle e il composto di cioccolato fuso.

5. Versa l'impasto nella teglia preparata e cuoci per circa 20 minuti.

6. Lascia raffreddare completamente prima di tagliare in quadrati.

Panna Cotta alla Vaniglia con Coulis di Lamponi

Tempo di Preparazione: 15 minuti
Tempo di Riposo: 3 ore
Porzioni: 4

Ingredienti:

- 500 ml di panna da montare

- 50 g di eritritolo

- 1 baccello di vaniglia, inciso e raschiato

- 3 fogli di gelatina

- 100 g di lamponi freschi

Istruzioni:

1. Immergi la gelatina in acqua fredda fino a che non si ammorbidisce.

2. In un pentolino, porta a ebollizione la panna con l'eritritolo e i semi di vaniglia.

3. Togli dal fuoco, aggiungi la gelatina strizzata e mescola fino a completo scioglimento.

4. Versa la panna cotta nei stampini e lascia raffreddare, poi riponi in frigorifero per almeno 3 ore.

5. Frulla i lamponi con un po' di eritritolo e e setaccia il composto ottenuto.

6. Al momento di servire, rovescia la panna cotta sui piatti e accompagna con il coulis di lamponi.

Mousse di Cioccolato Avocado

Tempo di Preparazione: 10 minuti
Tempo di Riposo: 1 ora
Porzioni: 4

Ingredienti:

- 2 avocado maturi, pelati e denocciolati
- 50 g di cacao in polvere
- 50 ml di latte di cocco
- 50 g di eritritolo
- 1 cucchiaino di estratto di vaniglia

Istruzioni:

1. In un frullatore, combina l'avocado, il cacao in polvere, il latte di cocco, l'eritritolo e l'estratto di vaniglia.

2. Frulla fino a ottenere una consistenza liscia e cremosa.

3. Distribuisci la mousse in coppette e lascia riposare in frigorifero per almeno 1 ora.

4. Servi la mousse fredda, eventualmente guarnita con scaglie di cioccolato o frutta fresca.

Gelato alla Crema di Nocciole

Tempo di Preparazione: 20 minuti
Tempo di Congelamento: 4 ore
Porzioni: 4

Ingredienti:

- 200 ml di panna da montare
- 100 g di crema di nocciole senza zucchero
- 50 ml di latte di mandorle
- 30 g di eritritolo
- 1 cucchiaino di estratto di vaniglia

Istruzioni:

1. In una ciotola grande, combina la crema di nocciole, il latte di mandorle, l'eritritolo e l'estratto di vaniglia.

2. In un'altra ciotola, monta la panna fino a che non diventa spumosa.

3. Incorpora delicatamente la panna montata alla miscela di crema di nocciole.

4. Versa il composto in un contenitore adatto al congelatore.

5. Congela per almeno 4 ore, mescolando ogni ora per rompere i cristalli di ghiaccio.

6. Servi il gelato in coppette.

Crostatine al Limone Chetogeniche

Tempo di Preparazione: 30 minuti
Tempo di Cottura: 20 minuti
Porzioni: 6

Ingredienti:

- 150 g di farina di mandorle per la base

- 50 g di burro, fuso

- 3 uova

- 100 g di eritritolo

- Succo e scorza di 2 limoni

- 1 cucchiaino di estratto di vaniglia

Istruzioni:

1. Pre-riscalda il forno a 180°C.

2. Mescola la farina di mandorle con il burro fuso per formare un impasto, quindi pressalo sul fondo di stampini per tartellette.

3. Cuoci in forno per 10 minuti.

4. In una ciotola, sbatti le uova con l'eritritolo, il succo e la scorza di limone e la

vaniglia fino a ottenere un composto omogeneo.

5. Versa il ripieno sui gusci di tartellette precotti.

6. Cuoci per ulteriori 10-15 minuti o fino a che il ripieno si è solidificato.

7. Lascia raffreddare prima di servire.

Biscotti alla Cannella

Tempo di Preparazione: 15 minuti
Tempo di Cottura: 15 minuti
Porzioni: 12

Ingredienti:

- 200 g di farina di mandorle

- 50 g di eritritolo

- 1 uovo

- 50 g di burro

- 1 cucchiaino di cannella in polvere

- 1 cucchiaino di estratto di vaniglia

Istruzioni:

1. Pre-riscalda il forno a 180°C e rivesti una teglia con carta da forno.

2. In una ciotola, mescola tutti gli ingredienti fino a formare un impasto omogeneo.

3. Forma delle palline con l'impasto e schiacciale leggermente sulla teglia preparata.

4. Cuoci in forno per circa 15 minuti o fino a che non sono leggermente dorati.

5. Lascia raffreddare i biscotti sulla teglia prima di trasferirli su una griglia.

Mousse di Ricotta e Pistacchio

Tempo di Preparazione: 15 minuti
Tempo di Riposo: 1 ora
Porzioni: 4

Ingredienti:

- 250 g di ricotta
- 50 g di pistacchi tritati finemente
- 30 g di eritritolo
- 1 cucchiaino di estratto di vaniglia

Istruzioni:

1. In un frullatore, combina la ricotta, i pistacchi, l'eritritolo e l'estratto di vaniglia fino a ottenere un composto liscio.

2. Dividi la mousse in coppette e lascia riposare in frigorifero per almeno 1 ora.

3. Servi la mousse fredda, eventualmente guarnita con ulteriori pistacchi tritati.

Tartufi al Cioccolato e Cocco

Tempo di Preparazione: 20 minuti
Tempo di Riposo: 1 ora
Porzioni: 12

Ingredienti:

- 100 g di cioccolato fondente, almeno 85% cacao
- 50 g di cocco grattugiato
- 50 ml di panna da montare
- 30 g di eritritolo
- 1 cucchiaino di estratto di vaniglia

Istruzioni:

1. Sciogli il cioccolato a bagnomaria o nel microonde, mescolando fino a che non è completamente liscio.

2. Togli dal fuoco e aggiungi la panna, l'eritritolo, la vaniglia e metà del cocco grattugiato.

3. Mescola bene e lascia raffreddare il composto fino a quando non è abbastanza solido da modellare.

4. Forma dei piccoli tartufi con le mani, poi rotolali nel cocco grattugiato rimanente.

5. Metti i tartufi in frigorifero per almeno un'ora prima di servire.

Crostata di Frutta Chetogenica

Tempo di Preparazione: 30 minuti
Tempo di Cottura: 15 minuti
Porzioni: 8

Ingredienti:

- 200 g di farina di mandorle

- 100 g di burro, freddo e tagliato a cubetti

- 50 g di eritritolo

- 1 uovo

- 1 cucchiaino di estratto di vaniglia

- Frutta fresca a basso contenuto di carboidrati (lamponi, fragole, mirtilli), per guarnire

Istruzioni:

1. Pre-riscalda il forno a 180°C.

2. In una ciotola, combina la farina di mandorle, il burro, l'eritritolo e l'uovo fino a formare un impasto omogeneo.

3. Stendi l'impasto in una teglia per crostate e cuoci in forno per 15 minuti o fino a doratura.

4. Lascia raffreddare completamente.

5. Una volta raffreddata, guarnisci la crostata con la frutta fresca e servila.

Pavlova Chetogenica con Crema e Bacche

Tempo di Preparazione: 20 minuti
Tempo di Cottura: 1 ora e 30 minuti
Porzioni: 6

Ingredienti:

- 4 albumi d'uovo

- 100 g di eritritolo

- 1 cucchiaino di aceto bianco

- 1 cucchiaino di estratto di vaniglia

- 200 ml di panna da montare

- Bacche fresche a basso contenuto di carboidrati, per guarnire

Istruzioni:

1. Pre-riscalda il forno a 120°C.

2. Monta gli albumi a neve ferma, aggiungendo gradualmente l'eritritolo fino a formare picchi lucidi e fermi.

3. Aggiungi l'aceto e la vaniglia, mescolando delicatamente.

4. Su una teglia rivestita di carta forno, forma un disco di meringa.

5. Cuoci in forno per 1 ora e 30 minuti, poi spegni il forno e lascia la pavlova all'interno fino a raffreddamento completo.

6. Monta la panna e spalmala sulla base di meringa raffreddata.

7. Guarnisci con bacche fresche prima di servire.

Muffin al Cioccolato e Nocciole

Tempo di Preparazione: 15 minuti
Tempo di Cottura: 20 minuti
Porzioni: 12

Ingredienti:

- 150 g di farina di mandorle

- 50 g di cacao in polvere

- 100 g di nocciole tritate

- 100 g di eritritolo

- 100 ml di olio di cocco, fuso

- 3 uova

- 1 cucchiaino di lievito per dolci

- 1 cucchiaino di estratto di vaniglia

Istruzioni:

1. Pre-riscalda il forno a 180°C e prepara una teglia per muffin con i pirottini.

2. In una ciotola, mescola la farina di mandorle, il cacao, il lievito e le nocciole.

3. In un'altra ciotola, sbatti le uova con l'eritritolo, l'olio di cocco e la vaniglia.

4. Combina gli ingredienti umidi con quelli secchi, mescolando fino ad ottenere un composto omogeneo.

5. Distribuisci l'impasto nei pirottini e cuoci in forno per 20 minuti.

6. Lascia raffreddare prima di servire.

Crema di Mascarpone e Caffè

Tempo di Preparazione: 10 minuti
Tempo di Riposo: 1 ora
Porzioni: 4

Ingredienti:

- 250 g di mascarpone

- 50 ml di caffè espresso freddo

- 50 g di eritritolo

- Cacao in polvere, per guarnire

Istruzioni:

1. In una ciotola, mescola il mascarpone con il caffè e l'eritritolo fino a ottenere una crema liscia.

2. Dividi la crema in coppette individuali.

3. Lascia riposare in frigorifero per almeno 1 ora.

4. Prima di servire, spolvera con cacao in polvere per un tocco finale di gusto.

Cheesecake ai Frutti di Bosco Senza Cottura

Tempo di Preparazione: 20 minuti
Tempo di Riposo: 2 ore
Porzioni: 8

Ingredienti:

- 200 g di formaggio cremoso

- 100 g di panna da montare

- 75 g di eritritolo

- 200 g di frutti di bosco misti (lamponi, mirtilli, more)

- 150 g di farina di mandorle

- 50 g di burro, fuso

Istruzioni:

1. Per la base, mescola la farina di mandorle con il burro fuso e pressa il composto sul fondo di una tortiera a cerniera.

2. In una ciotola, sbatti il formaggio cremoso con l'eritritolo fino a che diventa liscio.

3. In un'altra ciotola, monta la panna e incorporala delicatamente al formaggio.

4. Versa metà della crema sulla base, aggiungi uno strato di frutti di bosco, poi copri con il resto della crema.

5. Decora la superficie con frutti di bosco rimasti.

6. Lascia riposare in frigorifero per almeno 2 ore prima di servire.

Capitolo 6: Pane e Altri Sostituti dei Carboidrati

Queste ricette offrono alternative chetogeniche ai tradizionali prodotti a base di carboidrati, permettendoti di goderti panini, pizze e altre delizie senza compromettere la tua dieta chetogenica.

Pane alle Mandorle

Tempo di Preparazione: 10 minuti
Tempo di Cottura: 40 minuti
Porzioni: 1 pagnotta

Ingredienti:

- 200 g di farina di mandorle

- 5 uova

- 50 g di burro, fuso

- 10 g di lievito in polvere

- 1 cucchiaino di sale

Istruzioni:

1. Pre-riscalda il forno a 180°C.

2. In una ciotola grande, mescola la farina di mandorle, il lievito e il sale.

3. Aggiungi le uova e il burro fuso, mescola fino a ottenere un composto omogeneo.

4. Versa l'impasto in uno stampo da pane rivestito con carta da forno.

5. Cuoci in forno per 40 minuti o fino a che un stuzzicadenti inserito nel centro esce pulito.

6. Lascia raffreddare prima di tagliare.

Focaccia Chetogenica

Tempo di Preparazione: 15 minuti
Tempo di Cottura: 20 minuti
Porzioni: 8

Ingredienti:

- 150 g di farina di mandorle

- 50 g di farina di cocco

- 2 uova

- 100 ml di acqua tiepida

- 50 ml di olio extravergine di oliva

- 1 cucchiaino di sale

- Rosmarino fresco, per guarnire

- Sale grosso, per guarnire

Istruzioni:

1. Pre-riscalda il forno a 200°C.

2. In una ciotola, mescola le farine, il sale e il lievito.

3. Aggiungi le uova, l'acqua e metà dell'olio, mescola fino a formare un impasto omogeneo.

4. Stendi l'impasto su una teglia rivestita di carta forno, formando uno strato uniforme.

5. Fai delle piccole fossette sulla superficie con le dita, poi guarnisci con rosmarino e sale grosso.

6. Irrora con il restante olio.

7. Cuoci in forno per 20 minuti o fino a doratura.

8. Lascia raffreddare prima di servire.

Crackers Chetogenici ai Semi

Tempo di Preparazione: 10 minuti
Tempo di Cottura: 15 minuti
Porzioni: 4

Ingredienti:

- 100 g di farina di mandorle

- 50 g di semi di girasole

- 50 g di semi di zucca

- 50 g di semi di lino

- 50 g di semi di sesamo

- 1 uovo

- 1 cucchiaino di sale

Istruzioni:

1. Pre-riscalda il forno a 180°C.

2. In una ciotola, mescola tutti i semi, la farina di mandorle e il sale.

3. Aggiungi l'uovo e mescola fino a formare un impasto omogeneo.

4. Stendi l'impasto tra due fogli di carta forno fino a ottenere uno spessore di circa 5 mm.

5. Rimuovi il foglio superiore di carta forno e taglia l'impasto in quadrati con un coltello o una rotella per pizza.

6. Cuoci in forno per 15 minuti o fino a che i crackers sono dorati e croccanti.

7. Lascia raffreddare completamente prima di spezzarli lungo le linee tagliate.

Mini Pizza Chetogenica

Tempo di Preparazione: 15 minuti
Tempo di Cottura: 15 minuti
Porzioni: 4

Ingredienti:

- 100 g di farina di mandorle

- 2 uova

- 50 ml di salsa di pomodoro senza zucchero

- 100 g di mozzarella, grattugiata

- Topping a scelta (pepperoni, funghi, olive)

- 1 cucchiaino di origano

- Sale, q.b.

Istruzioni:

1. Pre-riscalda il forno a 200°C.

2. In una ciotola, mescola la farina di mandorle, le uova e un pizzico di sale fino a formare un impasto omogeneo.

3. Stendi l'impasto in piccoli dischi su una teglia rivestita di carta forno.

4. Spalma un sottile strato di salsa su ciascun disco, poi cospargi con mozzarella e aggiungi i topping desiderati.

5. Cuoci in forno per 15 minuti o fino a che il formaggio è fuso e dorato.

6. Spolvera con origano prima di servire.

Tortillas Chetogeniche

Tempo di Preparazione: 10 minuti
Tempo di Cottura: 5 minuti
Porzioni: 8

Ingredienti:

- 200 g di farina di cocco
- 2 uova
- 300 ml di acqua tiepida
- 1 cucchiaino di sale

Istruzioni:

1. In una ciotola grande, mescola la farina di cocco e il sale.

2. Aggiungi le uova e l'acqua, mescola fino a ottenere un impasto omogeneo e liscio.

3. Riscalda una padella antiaderente a fuoco medio.

4. Versa un mestolo di impasto nella padella, spalmandolo per formare un cerchio sottile.

5. Cuoci per circa 2-3 minuti per lato o fino a che non sono leggermente dorati e flessibili.

6. Ripeti con il resto dell'impasto.

7. Servi le tortillas calde, utilizzabili per tacos, burritos o come base per altri piatti.

Pane di Semi di Chia

Tempo di Preparazione: 10 minuti
Tempo di Cottura: 50 minuti
Porzioni: 1 pagnotta

Ingredienti:

- 150 g di farina di mandorle
- 50 g di farina di cocco
- 50 g di semi di chia
- 5 uova
- 100 ml di olio di cocco, fuso
- 10 g di lievito in polvere
- 1 cucchiaino di sale

Istruzioni:

1. Pre-riscalda il forno a 180°C.

2. In una ciotola grande, combina tutte le farine, i semi di chia, il lievito e il sale.

3. Aggiungi le uova e l'olio di cocco, mescolando bene fino a ottenere un composto omogeneo.

4. Versa l'impasto in uno stampo da pane rivestito di carta forno.

5. Cuoci in forno per circa 50 minuti o fino a che un stuzzicadenti inserito nel centro esce pulito.

6. Lascia raffreddare prima di tagliare.

4. Dividi l'impasto in 10 parti e rotola ciascuna in lunghe strisce sottili.

5. Disponi i grissini su una teglia rivestita di carta forno e cospargi con un po' di sale marino.

6. Cuoci in forno per 20 minuti o fino a che sono dorati e croccanti.

7. Lascia raffreddare completamente prima di servire.

Grissini Chetogenici al Rosmarino

Tempo di Preparazione: 15 minuti
Tempo di Cottura: 20 minuti
Porzioni: 10 grissini

Ingredienti:

- 100 g di farina di mandorle
- 50 g di semi di sesamo
- 2 uova
- 30 ml di olio extravergine di oliva
- Rosmarino fresco, tritato
- Sale marino, q.b.

Istruzioni:

1. Pre-riscalda il forno a 180°C.

2. In una ciotola, mescola la farina di mandorle, i semi di sesamo, il rosmarino e un pizzico di sale.

3. Aggiungi le uova e l'olio, amalgamando fino a formare un impasto.

Bagel Chetogenico

Tempo di Preparazione: 20 minuti
Tempo di Cottura: 30 minuti
Porzioni: 6 bagel

Ingredienti:

- 200 g di farina di mandorle
- 50 g di formaggio spalmabile
- 2 uova
- 15 g di lievito in polvere
- 1 cucchiaino di aglio in polvere
- 1 cucchiaino di cipolla in polvere
- Semi di sesamo, per guarnire

Istruzioni:

1. Pre-riscalda il forno a 180°C.

2. In una ciotola grande, mescola la farina di mandorle, il lievito, l'aglio in polvere e la cipolla in polvere.

3. Aggiungi le uova e il formaggio, mescolando fino a ottenere un impasto omogeneo.

4. Dividi l'impasto in 6 parti e forma dei bagel.

5. Disponi i bagel su una teglia rivestita di carta forno e cospargi con semi di sesamo.

6. Cuoci in forno per 30 minuti o fino a doratura.

7. Lascia raffreddare prima di servire.

Piadina Chetogenica

Tempo di Preparazione: 10 minuti
Tempo di Cottura: 5 minuti
Porzioni: 4 piadine

Ingredienti:

- 150 g di farina di mandorle

- 50 g di farina di cocco

- 2 uova

- 50 ml di acqua

- 1 cucchiaino di sale

Istruzioni:

1. In una ciotola grande, mescola le farine con il sale.

2. Aggiungi le uova e l'acqua, impastando fino a formare un composto omogeneo.

3. Dividi l'impasto in 4 parti e stendi ciascuna in una forma rotonda su una superficie leggermente infarinata.

4. Cuoci ogni piadina in una padella antiaderente su fuoco medio per circa 2-3 minuti per lato, fino a che non sono leggermente dorati.

5. Servi calde con il ripieno desiderato.

Pancake Chetogenico di Farina di Cocco

Tempo di Preparazione: 5 minuti
Tempo di Cottura: 10 minuti
Porzioni: 4 pancake

Ingredienti:

- 100 g di farina di cocco

- 50 ml di latte di mandorle

- 2 uova

- 1 cucchiaino di estratto di vaniglia

- 1 cucchiaino di eritritolo

- 1/2 cucchiaino di lievito in polvere

- Olio di cocco, per cuocere

Istruzioni:

1. In una ciotola, mescola la farina di cocco, il lievito e l'eritritolo.

2. Aggiungi le uova, il latte di mandorle e l'estratto di vaniglia, battendo fino a ottenere un impasto liscio.

3. Riscalda un po' di olio di cocco in una padella e versa un quarto dell'impasto per pancake.

4. Cuoci per circa 2-5 minuti per lato, fino a che sono ben dorati.

5. Servi caldi con guarnizioni come burro o sciroppo di eritritolo.

Pane di Semi di Girasole Chetogenico

Tempo di Preparazione: 15 minuti
Tempo di Cottura: 50 minuti
Porzioni: 1 pagnotta

Ingredienti:

- 200 g di farina di mandorle

- 100 g di semi di girasole tritati

- 5 uova

- 100 ml di olio di oliva

- 10 g di lievito in polvere

- 1 cucchiaino di sale

Istruzioni:

1. Pre-riscalda il forno a 180°C.

2. In una ciotola grande, combina la farina di mandorle, i semi di girasole, il lievito e il sale.

3. Aggiungi le uova e l'olio di oliva, mescolando bene fino a ottenere un composto omogeneo.

4. Versa l'impasto in uno stampo da pane rivestito di carta forno.

5. Cuoci in forno per circa 50 minuti o fino a che un stuzzicadenti inserito nel centro esce pulito.

6. Lascia raffreddare prima di tagliare e servire.

Pizza Chetogenica con Base di Cavolfiore

Tempo di Preparazione: 20 minuti
Tempo di Cottura: 40 minuti
Porzioni: 2

Ingredienti:

- 1 cavolfiore medio, tritato finemente e cotto

- 100 g di mozzarella grattugiata

- 2 uova

- 1 cucchiaino di origano secco

- Sale e pepe, q.b.

- Topping a scelta (come salame, funghi, olive)

Istruzioni:

1. Pre-riscalda il forno a 220°C.

2. Strizza bene il cavolfiore cotto per eliminare l'acqua in eccesso.

3. In una ciotola, mescola il cavolfiore con la mozzarella, le uova, l'origano, sale e pepe fino a formare un impasto omogeneo.

4. Stendi l'impasto su una teglia rivestita di carta forno, dandogli la forma di una base per pizza.

5. Cuoci in forno per 20 minuti, poi aggiungi i topping e cuoci per altri 20 minuti.

6. Servi calda.

Wrap Chetogenico con Farina di Lino

Tempo di Preparazione: 10 minuti
Tempo di Cottura: 5 minuti
Porzioni: 4 wrap

Ingredienti:

- 100 g di farina di semi di lino

- 1 uovo

- 100 ml di acqua

- 1/2 cucchiaino di sale

Istruzioni:

1. In una ciotola, mescola la farina di semi di lino, l'uovo, l'acqua e il sale fino a formare un impasto liscio.

2. Riscalda una padella antiaderente a fuoco medio.

3. Dividi l'impasto in quattro parti, stendi ciascuna porzione in un cerchio sottile.

4. Cuoci ogni wrap per circa 2-3 minuti per lato o fino a che non sono leggermente dorati.

5. Usa i wrap per fare sandwich o come base per taco chetogenici.

Naan Chetogenico all'Aglio e Coriandolo

Tempo di Preparazione: 15 minuti
Tempo di Cottura: 10 minuti
Porzioni: 6

Ingredienti:

- 200 g di farina di mandorle

- 2 uova

- 100 g di formaggio spalmabile

- 1 cucchiaino di aglio in polvere

- Coriandolo fresco tritato, q.b.

- Sale, q.b.

Istruzioni:

1. In una ciotola, mescola la farina di mandorle, il formaggio, le uova, l'aglio in polvere e il sale fino a formare un impasto omogeneo.

2. Riscalda una padella antiaderente a fuoco medio.

3. Dividi l'impasto in sei parti, stendi ciascuna porzione per formare un disco.

4. Cuoci ogni naan per circa 3-5 minuti per lato, fino a che non sono dorati e cotti.

5. Cospargi con coriandolo fresco tritato prima di servire.

Crackers Chetogenici al Formaggio

Tempo di Preparazione: 15 minuti
Tempo di Cottura: 15 minuti
Porzioni: 10

Ingredienti:

- 150 g di farina di mandorle

- 100 g di formaggio grattugiato

- 1 uovo

- 1/2 cucchiaino di sale

- 1/2 cucchiaino di paprika

Istruzioni:

1. Pre-riscalda il forno a 180°C e rivesti una teglia con carta forno.

2. In una ciotola, mescola la farina di mandorle, il formaggio, l'uovo, il sale e la paprika fino a ottenere un composto omogeneo.

3. Stendi l'impasto su un foglio di carta forno fino a ottenere uno spessore di circa 5 mm.

4. Taglia l'impasto in piccoli quadrati e trasferisci su una teglia.

5. Cuoci in forno per 15 minuti o fino a che i crackers sono dorati e croccanti.

6. Lascia raffreddare prima di servire.

Capitolo 7: Bevande e Frullati

Questo capitolo è dedicato a bevande e frullati chetogenici, perfetti per reintegrare energia e nutrienti mantenendo il tuo regime chetogenico.

Frullato Energizzante al Caffè e Cacao

Tempo di Preparazione: 5 minuti
Porzioni: 1

Ingredienti:

- 200 ml di caffè freddo
- 1 cucchiaio di cacao in polvere
- 100 ml di panna da montare
- 1 cucchiaio di olio di cocco
- Dolcificante a piacere

Istruzioni:

1. In un frullatore, combina il caffè freddo, il cacao in polvere, la panna, l'olio di cocco e, se desideri, il dolcificante.

2. Frulla fino a ottenere un composto liscio e omogeneo.

3. Versa in un bicchiere grande e servi subito per una carica di energia.

Smoothie Antiossidante ai Frutti di Bosco

Tempo di Preparazione: 5 minuti
Porzioni: 1

Ingredienti:

- 100 g di mix di frutti di bosco congelati (mirtilli, lamponi, fragole)
- 200 ml di latte di mandorle non zuccherato
- 1 cucchiaio di semi di chia
- Dolcificante a piacere

Istruzioni:

1. In un frullatore, combina i frutti di bosco, il latte di mandorle, i semi di chia e, se desideri, il dolcificante.

2. Frulla fino a ottenere una consistenza liscia e cremosa.

3. Versa in un bicchiere e servi subito, guarnendo con qualche frutto di bosco fresco se desiderato.

Frappè al Burro di Arachidi e Cioccolato

Tempo di Preparazione: 5 minuti
Porzioni: 1

Ingredienti:

- 2 cucchiai di burro di arachidi senza zuccheri aggiunti
- 1 cucchiaio di cacao in polvere
- 200 ml di latte di cocco
- 1 cucchiaino di olio MCT (opzionale per un extra di energia)
- Dolcificante a piacere

Istruzioni:

1. In un frullatore, combina il burro di arachidi, il cacao in polvere, il latte di cocco, l'olio MCT e, se desideri, il dolcificante.

2. Frulla tutto fino a che non diventa liscio e cremoso.

3. Servi in un bicchiere alto e goditi una deliziosa pausa ricca di energia.

Tè Verde Matcha Latte

Tempo di Preparazione: 5 minuti
Porzioni: 1

Ingredienti:

- 1 cucchiaino di tè verde matcha in polvere
- 200 ml di acqua calda
- 100 ml di panna da montare
- Dolcificante a piacere

Istruzioni:

1. In una tazza grande, mescola il tè matcha con un po' d'acqua calda fino a dissolvere completamente la polvere.

2. Aggiungi il resto dell'acqua e mescola bene.

3. In una ciotola a parte, monta la panna con, se desideri, il dolcificante, fino a formare dei picchi morbidi.

4. Versa delicatamente la panna montata sopra il tè matcha.

5. Servi subito per un momento di relax e benessere.

Smoothie all'Avocado e Lime

Tempo di Preparazione: 5 minuti
Porzioni: 1

Ingredienti:

- 1 avocado maturo
- Succo di 1 lime
- 200 ml di acqua di cocco
- Un pizzico di sale
- Cubetti di ghiaccio

Istruzioni:

1. Taglia a metà l'avocado, rimuovi il nocciolo e preleva la polpa.

2. In un frullatore, combina la polpa di avocado, il succo di lime, l'acqua di cocco, il sale e i cubetti di ghiaccio.

3. Frulla fino a ottenere un composto liscio e cremoso.

4. Versa in un bicchiere e serve immediatamente per un frullato rinfrescante e nutriente.

Smoothie alla Vaniglia e Cannella

Tempo di Preparazione: 5 minuti
Porzioni: 1

Ingredienti:

- 200 ml di latte di mandorle non zuccherato
- 1 cucchiaio di burro di mandorle
- 1/2 cucchiaino di cannella in polvere
- 1 cucchiaino di estratto di vaniglia
- Dolcificante a piacere
- Cubetti di ghiaccio

Istruzioni:

1. In un frullatore, combina il latte di mandorle, il burro di mandorle, la cannella, l'estratto di vaniglia, il dolcificante (opzionale) e i cubetti di ghiaccio.

2. Frulla fino a ottenere una consistenza liscia e cremosa.

3. Versa in un bicchiere e servi subito per una colazione o uno snack dolce e speziato.

Latte Dorato (Golden Milk)

Tempo di Preparazione: 5 minuti
Tempo di Cottura: 5 minuti
Porzioni: 1

Ingredienti:

- 250 ml di latte di cocco
- 1/2 cucchiaino di curcuma in polvere
- 1/4 cucchiaino di pepe nero macinato (per aumentare l'assorbimento della curcuma)
- 1/4 cucchiaino di cannella in polvere
- 1 cucchiaino di dolcificante
- 1 cucchiaino di olio di cocco

Istruzioni:

1. In una piccola pentola, combina il latte di cocco, la curcuma, il pepe nero, la cannella, il dolcificante (opzionale) e l'olio di cocco.

2. Riscalda a fuoco medio, mescolando continuamente, fino a quando il latte non è caldo ma non bollente.

3. Versa il latte dorato in una tazza e servi caldo per un effetto calmante e antinfiammatorio.

Frullato di Mirtilli e Zenzero

Tempo di Preparazione: 5 minuti

Porzioni: 1

Ingredienti:

- 100 g di mirtilli freschi o congelati

- 200 ml di latte di cocco

- 1 cucchiaino di zenzero fresco grattugiato

- Dolcificante chetogenico a piacere

- Cubetti di ghiaccio

Istruzioni:

1. In un frullatore, combina i mirtilli, il latte di cocco, lo zenzero, il dolcificante (opzionale) e i cubetti di ghiaccio.

2. Frulla fino a ottenere una consistenza liscia e omogenea.

3. Versa in un bicchiere e servi immediatamente per un frullato ricco di antiossidanti e rinfrescante.

Caffè Bulletproof

Tempo di Preparazione: 5 minuti

Porzioni: 1

Ingredienti:

- 250 ml di caffè appena preparato

- 1 cucchiaio di burro non salato

- 1 cucchiaio di olio MCT

- Dolcificante a piacere

Istruzioni:

1. Prepara il caffè a tua preferenza.

2. Versa il caffè in un frullatore insieme al burro, all'olio MCT e al dolcificante (opzionale).

3. Frulla per 20-30 secondi fino a che il caffè non diventa cremoso e schiumoso.

4. Versa in una tazza grande e gusta questa bevanda energizzante che può aiutare a migliorare la concentrazione e l'energia.

Smoothie al Cocco e Lime

Tempo di Preparazione: 5 minuti

Porzioni: 1

Ingredienti:

- 200 ml di latte di cocco

- Succo di 1 lime

- 1 cucchiaino di olio di cocco

- Dolcificante a piacere

- Cubetti di ghiaccio

Istruzioni:

1. In un frullatore, combina il latte di cocco, il succo di lime, l'olio di cocco, il dolcificante (opzionale) e i cubetti di ghiaccio.

2. Frulla fino a ottenere una consistenza liscia.

3. Versa in un bicchiere e servi fresco per un
    tocco tropicale che ti farà sentire come se
    fossi sulla spiaggia.

Capitolo 8: Salse e Condimenti

Incorpora queste salse e condimenti chetogenici nei tuoi pasti per aggiungere sapore e profondità senza compromettere il tuo regime alimentare basso in carboidrati.

Maionese Chetogenica Fatta in Casa

Tempo di Preparazione: 10 minuti
Porzioni: Circa 200 ml

Ingredienti:

- 1 uovo intero a temperatura ambiente

- 1 cucchiaio di senape di Dijon

- 1 cucchiaio di aceto di vino bianco o succo di limone

- 200 ml di olio di avocado o olio di oliva leggero

- Sale e pepe, q.b.

Istruzioni:

1. Nel frullatore, unisci l'uovo, la senape e l'aceto o il succo di limone.

2. Frulla a bassa velocità mentre aggiungi molto lentamente l'olio fino a quando la miscela non inizia a emulsionare e addensarsi.

3. Una volta incorporato tutto l'olio e la salsa è cremosa e omogenea, condisci con sale e pepe.

4. Conserva in frigorifero in un contenitore ermetico per fino a una settimana.

Pesto di Basilico

Tempo di Preparazione: 10 minuti
Porzioni: Circa 150 ml

Ingredienti:

- 2 tazze di foglie di basilico fresco

- 50 g di pinoli

- 50 g di Parmigiano Reggiano grattugiato

- 2 spicchi d'aglio

- 120 ml di olio extravergine di oliva

- Sale e pepe, q.b.

Istruzioni:

1. In un frullatore o un processore di cibo, combina il basilico, i pinoli, il Parmigiano, l'aglio e un pizzico di sale e pepe.

2. Frulla a bassa velocità mentre aggiungi gradualmente l'olio fino a ottenere una salsa liscia.

3. Aggiusta di sale e pepe a piacere.

4. Usa subito o conserva in frigorifero in un contenitore ermetico per fino a 5 giorni.

Salsa Aioli al Limone

Tempo di Preparazione: 10 minuti
Porzioni: Circa 200 ml

Ingredienti:

- 1 tuorlo d'uovo a temperatura ambiente
- 1 cucchiaio di succo di limone
- 1 cucchiaio di senape di Dijon
- 1 spicchio d'aglio, schiacciato
- 150 ml di olio di oliva
- Sale e pepe, q.b.

Istruzioni:

1. In una ciotola media, sbatti insieme il tuorlo, il succo di limone, la senape e l'aglio.
2. Mentre continui a sbattere, aggiungi lentamente l'olio fino a che la miscela non diventa spessa e cremosa.
3. Condisci con sale e pepe a tuo gusto.
4. Conserva in frigorifero in un contenitore ermetico per fino a 5 giorni.

Salsa Al Parmigiano Reggiano

Tempo di Preparazione: 5 minuti
Tempo di Cottura: 10 minuti
Porzioni: Circa 250 ml

Ingredienti:

- 200 ml di panna da montare
- 100 g di Parmigiano Reggiano, grattugiato
- 1/2 cucchiaino di paprika
- Sale e pepe, q.b.

Istruzioni:

1. In una piccola pentola, porta la panna a ebollizione leggera.
2. Riduci il calore e aggiungi il formaggio e la paprika.
3. Mescola continuamente fino a che il formaggio non si è completamente sciolto e la salsa è liscia.
4. Condisci con sale e pepe a piacere.
5. Servi calda come condimento per verdure, carne o come salsa per nachos chetogenici.

Vinaigrette

Tempo di Preparazione: 5 minuti
Porzioni: Circa 150 ml

Ingredienti:

- 100 ml di olio extravergine di oliva
- 50 ml di aceto di mele
- 1 cucchiaino di senape di Dijon
- 1 cucchiaino di dolcificante a piacere
- Sale e pepe, q.b.

Istruzioni:

1. In un barattolo con coperchio, combina tutti gli ingredienti.

2. Chiudi il coperchio e agita bene fino a che tutto è ben emulsionato.

3. Aggiusta di sale e pepe a piacere.

4. Conserva in frigorifero e agita bene prima di ogni uso.

Salsa Ranch

Tempo di Preparazione: 10 minuti
Porzioni: Circa 250 ml

Ingredienti:

- 100 ml di maionese

- 100 ml di panna acida

- 1 cucchiaino di cipolla in polvere

- 1 cucchiaino di aglio in polvere

- 1 cucchiaino di erba cipollina tritata

- 1 cucchiaino di prezzemolo tritato

- 1 cucchiaino di aneto tritato

- Sale e pepe nero, q.b.

Istruzioni:

1. In una ciotola, mescola tutti gli ingredienti fino a ottenere un composto omogeneo.

2. Aggiusta di sale e pepe secondo il tuo gusto.

3. Conserva in frigorifero in un contenitore ermetico per fino a una settimana.

Salsa Barbecue Chetogenica

Tempo di Preparazione: 5 minuti
Tempo di Cottura: 20 minuti
Porzioni: Circa 300 ml

Ingredienti:

- 240 ml di passata di pomodoro

- 60 ml di aceto di mele

- 50 g di eritritolo

- 2 cucchiaini di salsa Worcestershire

- 1 cucchiaino di paprika affumicata

- 1 cucchiaino di aglio in polvere

- 1/2 cucchiaino di pepe di Cayenna

- Sale e pepe, q.b.

Istruzioni:

1. In una piccola pentola, combina tutti gli ingredienti.

2. Porta a ebollizione, poi riduci il calore e lascia sobbollire per circa 20 minuti, o fino a quando la salsa si è addensata.

3. Aggiusta di sale e pepe a piacere.

4. Lascia raffreddare e conserva in frigorifero in un contenitore ermetico.

Crema di Avocado Chetogenica

Tempo di Preparazione: 10 minuti
Porzioni: Circa 200 ml

Ingredienti:

- 1 avocado maturo
- 60 ml di yogurt greco intero o panna acida
- 1 cucchiaio di succo di limone
- 1 spicchio d'aglio, tritato
- Sale e pepe, q.b.

Istruzioni:

1. Sbuccia e denocciola l'avocado e mettilo in un frullatore.
2. Aggiungi lo yogurt greco, il succo di limone e l'aglio.
3. Frulla fino a ottenere una crema liscia.
4. Condisci con sale e pepe secondo il tuo gusto.
5. Servi come condimento per insalate, verdure grigliate o come dip.

Salsa al Gorgonzola

Tempo di Preparazione: 10 minuti
Porzioni: Circa 200 ml

Ingredienti:

- 100 g di Gorgonzola, sbriciolato
- 100 ml di panna da montare
- 1 cucchiaino di aceto di vino bianco
- 1 cucchiaino di senape di Dijon
- Sale e pepe nero, q.b.

Istruzioni:

1. In una ciotola media, unisci il formaggio sbriciolato e la panna.
2. Aggiungi l'aceto di vino bianco e la senape di Dijon.
3. Mescola fino a che il formaggio non si è quasi completamente fuso nella panna, formando una salsa cremosa.
4. Condisci con sale e pepe a piacere.
5. Utilizza come condimento per insalate, carni rosse o come dip raffinato.

Salsa Verde

Tempo di Preparazione: 10 minuti
Porzioni: Circa 250 ml

Ingredienti:

- 1 mazzetto di prezzemolo
- 1 mazzetto di coriandolo
- 1 mazzetto di basilico
- 1 spicchio d'aglio
- 120 ml di olio extravergine di oliva
- 2 cucchiai di aceto di mele
- 1 cucchiaino di sale marino
- 1/2 cucchiaino di pepe nero

Istruzioni:

1. Lava e asciuga le erbe aromatiche.

2. In un frullatore, combina il prezzemolo, il coriandolo, il basilico, l'aglio, l'olio di oliva, l'aceto di mele, il sale e il pepe.

3. Frulla fino a ottenere una salsa liscia e omogenea.

4. Aggiusta il condimento se necessario.

5. Servi come condimento per carni grigliate, pesce o come salsa per verdure crude.

Capitolo 9: Ricette Vegetariane e Vegane Chetogeniche

Queste ricette offrono opzioni deliziose e nutrienti per chi segue una dieta chetogenica e preferisce piatti vegetariani o vegani.

Zuppa di Funghi e Cocco Vegana

Tempo di Preparazione: 10 minuti
Tempo di Cottura: 20 minuti
Porzioni: 4

Ingredienti:

- 300 g di funghi misti, tritati
- 400 ml di latte di cocco
- 1 cipolla, tritata
- 2 spicchi d'aglio, tritati
- 1 cucchiaino di timo fresco
- 500 ml di brodo vegetale
- 2 cucchiai di olio di cocco
- Sale e pepe nero, q.b.

Istruzioni:

1. In una grande pentola, riscalda l'olio di cocco a fuoco medio.
2. Aggiungi la cipolla e l'aglio, e soffriggi fino a che non diventano traslucidi.
3. Aggiungi i funghi e il timo, cuoci fino a che i funghi non sono dorati.
4. Versa il latte di cocco e il brodo vegetale, porta a ebollizione.
5. Riduci il calore e lascia sobbollire per 15 minuti.
6. Frulla la zuppa con un mixer ad immersione fino a ottenere una consistenza liscia.
7. Condisci con sale e pepe, poi servi calda.

Insalata di Avocado e Noci

Tempo di Preparazione: 10 minuti
Porzioni: 2

Ingredienti:

- 2 avocado, tagliati a cubetti
- 100 g di noci, tritate grossolanamente
- 50 g di rucola
- 1 cucchiaio di olio extravergine di oliva
- 1 cucchiaio di aceto balsamico
- Sale e pepe nero, q.b.

Istruzioni:

1. In una ciotola grande, combina l'avocado, le noci e la rucola.
2. In una ciotola piccola, mescola l'olio d'oliva e l'aceto balsamico.

3. Versa il condimento sull'insalata e mescola delicatamente.

4. Condisci con sale e pepe a piacere e servi subito.

Burger di Tofu e Noci

Tempo di Preparazione: 15 minuti
Tempo di Cottura: 10 minuti
Porzioni: 4

Ingredienti:

- 200 g di tofu, sgocciolato e schiacciato
- 100 g di noci, tritate finemente
- 1 cucchiaio di salsa di soia
- 1 cucchiaino di aglio in polvere
- 1 cucchiaino di paprika affumicata
- 2 cucchiai di olio di oliva per cottura
- Sale e pepe, q.b.

Istruzioni:

1. In una ciotola, mescola il tofu, le noci, la salsa di soia, l'aglio in polvere e la paprika.

2. Forma il composto in 4 burger.

3. Riscalda l'olio di oliva in una padella e cuoci i burger per circa 5 minuti per lato o fino a che sono dorati e croccanti.

4. Servi i burger con un'insalata verde o dentro a panini chetogenici.

Curry di Verdure al Cocco

Tempo di Preparazione: 10 minuti
Tempo di Cottura: 20 minuti
Porzioni: 4

Ingredienti:

- 1 broccolo, tagliato a cimette
- 1 peperone rosso, tagliato a strisce
- 1 zucchina, tagliata a cubetti
- 400 ml di latte di cocco
- 2 cucchiai di pasta di curry verde
- 1 cucchiaio di olio di cocco
- Sale e pepe, q.b.

Istruzioni:

1. Riscalda l'olio di cocco in una padella grande a fuoco medio.

2. Aggiungi la pasta di curry e soffriggi per un minuto.

3. Aggiungi tutte le verdure e mescola bene con il curry.

4. Versa il latte di cocco e porta a ebollizione.

5. Riduci il calore e lascia sobbollire per circa 15 minuti o fino a che le verdure sono tenere.

6. Condisci con sale e pepe, poi servi caldo e accompagna con riso chetogenico.

Pesto di Cavolo Nero e Mandorle

Tempo di Preparazione: 10 minuti
Porzioni: Circa 150 ml

Ingredienti:

- 2 tazze di cavolo nero, tritato e blanché

- 50 g di mandorle, tostate

- 2 spicchi d'aglio

- 60 ml di olio extravergine di oliva

- Sale e pepe, q.b.

Istruzioni:

1. In un frullatore o un processore di cibo, combina il cavolo nero, le mandorle e l'aglio.

2. Frulla a bassa velocità mentre aggiungi gradualmente l'olio fino a ottenere una salsa liscia.

3. Aggiusta di sale e pepe a piacere.

4. Usa subito o conserva in frigorifero in un contenitore ermetico per fino a 5 giorni.

Frittata di Spinaci e Funghi Vegan

Tempo di Preparazione: 10 minuti
Tempo di Cottura: 20 minuti
Porzioni: 4

Ingredienti:

- 150 g di tofu morbido

- 200 g di spinaci freschi

- 100 g di funghi affettati

- 1 cipolla piccola, tritata

- 2 spicchi d'aglio, tritati

- 1 cucchiaino di curcuma in polvere

- 2 cucchiai di lievito alimentare

- 3 cucchiai di olio di oliva

- Sale e pepe nero, q.b.

Istruzioni:

1. Riscalda 2 cucchiai di olio di oliva in una padella antiaderente a fuoco medio. Aggiungi la cipolla e l'aglio e soffriggi fino a che non diventano trasparenti.

2. Aggiungi i funghi e cuoci fino a che non sono dorati.

3. Aggiungi gli spinaci e cuoci fino a che non si appassiscono.

4. Nel frullatore, combina il tofu, la curcuma, il lievito alimentare, il sale e il pepe fino a ottenere un composto omogeneo.

5. Versa la miscela di tofu nella padella con le verdure e cuoci a fuoco basso fino a che il fondo non si solidifica e i bordi non iniziano a staccarsi.

6. Inforna sotto il grill per 5-7 minuti o fino a doratura. Servi caldo.

Zoodles alla Puttanesca Vegan

Tempo di Preparazione: 15 minuti
Tempo di Cottura: 10 minuti
Porzioni: 2

Ingredienti:

- 2 zucchine grandi, tagliate a spirale
- 150 g di pomodori ciliegia, tagliati a metà
- 50 g di olive nere, snocciolate e tagliate
- 1 cucchiaio di capperi
- 2 spicchi d'aglio, tritati
- 1 peperoncino rosso piccante, tritato
- 4 cucchiai di olio extravergine di oliva
- Sale e pepe, q.b.
- Basilico fresco, per guarnire

Istruzioni:

1. Riscalda metà dell'olio in una padella grande a fuoco medio. Aggiungi l'aglio e il peperoncino, e soffriggi per un minuto.
2. Aggiungi i pomodori, le olive e i capperi. Cuoci per 5-7 minuti o fino a che i pomodori non iniziano a rompersi.
3. Aggiungi gli zoodles, sale e pepe, e salta per 2-3 minuti, fino a che non sono ben conditi e leggermente ammorbiditi.
4. Servi caldo, guarnito con basilico fresco e un filo d'olio d'oliva.

Vellutata di Cavolfiore Vegan al Curry

Tempo di Preparazione: 10 minuti
Tempo di Cottura: 25 minuti
Porzioni: 4

Ingredienti:

- 1 cavolfiore grande, tagliato a cimette
- 1 cipolla grande, tritata
- 2 spicchi d'aglio, tritati
- 1 cucchiaio di curry in polvere
- 500 ml di brodo vegetale
- 200 ml di latte di cocco
- 2 cucchiai di olio di cocco
- Sale e pepe, q.b.

Istruzioni:

1. In una grande pentola, riscalda l'olio di cocco a fuoco medio. Aggiungi la cipolla e l'aglio e soffriggi fino a che non diventano traslucidi.
2. Aggiungi il curry in polvere e mescola per un minuto.
3. Aggiungi il cavolfiore e il brodo vegetale. Porta a ebollizione, poi riduci il calore e lascia sobbollire per 20 minuti o fino a che il cavolfiore è morbido.
4. Frulla la zuppa fino a ottenere una consistenza liscia, poi riporta nella pentola e mescola nel latte di cocco. Condisci con sale e pepe.
5. Riscalda fino a che non è ben calda e servi.

Hummus di Avocado

Tempo di Preparazione: 10 minuti
Porzioni: Circa 250 ml

Ingredienti:

- 1 avocado maturo
- 200 g di ceci cotti
- 1 limone, il succo
- 2 spicchi d'aglio, tritati
- 2 cucchiai di tahini
- 60 ml di olio extravergine di oliva
- Sale e pepe, q.b.

Istruzioni:

1. In un frullatore o processore di cibo, combina l'avocado, i ceci, il succo di limone, l'aglio, il tahini e il sale.

2. Frulla fino a ottenere una crema liscia, aggiungendo l'olio gradualmente.

3. Aggiusta di sale e pepe.

4. Servi come dip o spalmabile, guarnito con un filo d'olio e, se desiderato, semi di sesamo.

Tofu Scramble Speziato

Tempo di Preparazione: 10 minuti
Tempo di Cottura: 10 minuti
Porzioni: 2

Ingredienti:

- 200 g di tofu extra-firm, sgocciolato e sbriciolato
- 1 peperone rosso, tritato
- 1 cipolla piccola, tritata
- 1 cucchiaino di curcuma
- 1/2 cucchiaino di comino in polvere
- 1/2 cucchiaino di paprika affumicata
- 3 cucchiai di olio d'oliva
- Sale e pepe, q.b.

Istruzioni:

1. Riscalda l'olio in una padella a fuoco medio. Aggiungi la cipolla e il peperone e cuoci fino a che non sono morbidi.

2. Aggiungi il tofu sbriciolato, la curcuma, il comino e la paprika. Cuoci per circa 5-7 minuti, mescolando frequentemente, fino a che il tofu è ben riscaldato e speziato.

3. Condisci con sale e pepe a piacere.

4. Servi caldo, magari con una fetta di pane chetogenico o al fianco di un'insalata fresca.

Frittelle di Zucchine e Chia

Tempo di Preparazione: 15 minuti
Tempo di Cottura: 10 minuti
Porzioni: 6 frittelle

Ingredienti:

- 2 zucchine medie, grattugiate
- 2 cucchiai di semi di chia
- 50 g di farina di cocco
- 2 spicchi d'aglio, tritati
- 1/2 cucchiaino di sale marino
- Pepe nero, q.b.
- Olio di cocco per friggere

Istruzioni:

1. In una ciotola grande, mescola le zucchine grattugiate con i semi di chia, la farina di cocco, l'aglio, il sale e il pepe.

2. Lascia riposare il composto per 10 minuti affinché i semi di chia possano gelificare e legare gli ingredienti.

3. Riscalda l'olio di cocco in una padella a fuoco medio.

4. Forma delle piccole frittelle con il composto e friggile per circa 3-5 minuti per lato, fino a che non diventano dorate e croccanti.

5. Scolale su carta assorbente e servi calde.

Zuppa Cremosa di Avocado e Cetriolo

Tempo di Preparazione: 10 minuti
Tempo di Cottura: 0 minuti
Porzioni: 2

Ingredienti:

- 1 avocado grande
- 1 cetriolo grande, sbucciato e tritato
- 240 ml di latte di cocco
- Il succo di 1 lime
- 1 spicchio d'aglio, tritato
- Sale e pepe bianco, q.b.
- Erba cipollina tritata per guarnire

Istruzioni:

1. Metti l'avocado, il cetriolo, il latte di cocco, il succo di lime e l'aglio in un frullatore.

2. Frulla fino a ottenere una consistenza liscia e cremosa.

3. Condisci con sale e pepe bianco.

4. Servi la zuppa fredda, guarnita con erba cipollina tritata.

Insalata di Rucola, Pecan e Halloumi

Tempo di Preparazione: 10 minuti
Tempo di Cottura: 5 minuti
Porzioni: 2

Ingredienti:

- 100 g di rucola lavata e asciugata

- 50 g di pecan tostate

- 200 g di halloumi, tagliato a fette e grigliato

- 2 cucchiai di olio extravergine di oliva

- 1 cucchiaio di aceto balsamico

- Sale e pepe nero, q.b.

Istruzioni:

1. In una padella a fuoco medio, griglia l'halloumi fino a che non sia dorato da entrambi i lati.

2. In una ciotola grande, mescola la rucola con l'olio d'oliva, l'aceto balsamico, sale e pepe.

3. Aggiungi l'halloumi grigliato e le pecan tostate.

4. Mescola delicatamente e servi immediatamente.

Paté di Olive Nere e Noci

Tempo di Preparazione: 10 minuti
Tempo di Cottura: 0 minuti
Porzioni: Circa 200 ml

Ingredienti:

- 100 g di olive nere denocciolate

- 50 g di noci

- 1 spicchio d'aglio

- 2 cucchiai di olio extravergine di oliva

- 1 cucchiaino di timo fresco

- Pepe nero, q.b.

Istruzioni:

1. In un frullatore o un processore di cibo, combina le olive, le noci, l'aglio, l'olio d'oliva e il timo.

2. Frulla fino a ottenere una pasta omogenea.

3. Condisci con pepe nero a piacere.

4. Servi come spalmabile su cracker chetogenici o come condimento per insalate.

Smoothie Verde Detox

Tempo di Preparazione: 5 minuti

Porzioni: 1

Ingredienti:

- 1 manciata di spinaci freschi

- 1/2 avocado

- 1/4 di cetriolo

- Il succo di 1/2 lime

- 240 ml di acqua di cocco

- 1 cucchiaino di zenzero fresco grattugiato

- Dolcificante a piacere, se necessario

Istruzioni:

1. In un frullatore, combina gli spinaci, l'avocado, il cetriolo, il succo di lime, l'acqua di cocco e lo zenzero.

2. Frulla fino a ottenere un composto liscio.

3. Dolcifica a piacere, se necessario.

4. Servi immediatamente per una carica di energia e nutrimento.

Capitolo 10: Ricette per Occasioni Speciali

Queste ricette chetogeniche sono perfette per festività e occasioni speciali, offrendo piatti eleganti e gustosi che si adattano alla tua dieta chetogenica.

Aragosta alla Griglia con Burro all'Aglio e Erbe

Tempo di Preparazione: 20 minuti
Tempo di Cottura: 10 minuti
Porzioni: 2

Ingredienti:

- 2 aragoste intere, tagliate a metà
- 100 g di burro non salato
- 2 spicchi d'aglio, tritati
- 1 cucchiaio di prezzemolo fresco tritato
- 1 cucchiaino di scorza di limone grattugiata
- Sale e pepe nero, q.b.
- Fette di limone, per servire

Istruzioni:

1. Pre-riscalda una griglia a fuoco medio-alto.
2. In una ciotola piccola, mescola il burro, l'aglio, il prezzemolo e la scorza di limone. Condisci con sale e pepe.
3. Spalma il burro aromatizzato sulle carni tagliate delle aragoste.
4. Griglia le aragoste con il guscio verso il basso per circa 5-7 minuti, poi gira e griglia per altri 3 minuti o fino a che la carne è ferma e il burro fuso.
5. Servi immediatamente con fette di limone a parte.

Filetto di Manzo in Crosta di Erbe

Tempo di Preparazione: 15 minuti
Tempo di Cottura: 45 minuti
Porzioni: 4

Ingredienti:

- 800 g di filetto di manzo
- 2 cucchiai di rosmarino fresco tritato
- 2 cucchiai di timo fresco tritato
- 4 spicchi d'aglio, tritati
- 4 cucchiai di olio di oliva
- Sale e pepe nero, q.b.

Istruzioni:

1. Pre-riscalda il forno a 220°C.

2. In una ciotola piccola, mescola il rosmarino, il timo, l'aglio, l'olio di oliva, sale e pepe.

3. Strofina la miscela di erbe su tutto il filetto di manzo.

4. Arrostisci in forno per circa 45 minuti, o fino a raggiungere il grado di cottura desiderato.

5. Lascia riposare per 10 minuti prima di affettare. Servi caldo.

Cheesecake Chetogenica al Cioccolato e Nocciole

Tempo di Preparazione: 30 minuti
Tempo di Cottura: 55 minuti
Tempo di Raffreddamento: 4 ore
Porzioni: 8

Ingredienti:

- 200 g di nocciole tritate (per la base)

- 50 g di burro fuso

- 500 g di formaggio spalmabile

- 200 ml di panna acida

- 100 g di eritritolo

- 100 g di cioccolato fondente al 85%, fuso

- 3 uova

- 1 cucchiaino di estratto di vaniglia

Istruzioni:

1. Pre-riscalda il forno a 160°C.

2. Mescola le nocciole tritate e il burro fuso, pressa il composto in una teglia a cerniera per formare la base.

3. In una ciotola grande, sbatti il formaggio, la panna acida, l'eritritolo, il cioccolato fuso e la vaniglia fino a ottenere un composto liscio.

4. Aggiungi le uova una alla volta, mescolando bene dopo ogni aggiunta.

5. Versa il ripieno sulla base di nocciole.

6. Cuoci in forno per 55 minuti o fino a che il centro è quasi fermo.

7. Lascia raffreddare completamente, poi refrigera per almeno 4 ore prima di servire.

Tartine di Caviale con Crema di Avocado

Tempo di Preparazione: 10 minuti
Porzioni: 4

Ingredienti:

- 2 avocado maturi

- 1 cucchiaio di succo di limone

- 50 g di caviale

- 4 cucchiai di panna acida

- Pepe nero, q.b.

- Crackers chetogenici, per servire

Istruzioni:

1. In una ciotola, schiaccia gli avocado con il succo di limone fino a ottenere una crema liscia.

2. Condisci con pepe nero a piacere.

3. Spalma la crema di avocado sui crackers chetogenici.

4. Aggiungi un cucchiaino di panna acida e una piccola quantità di caviale su ciascuna tartina.

5. Servi immediatamente come antipasto elegante.

Vellutata di Asparagi e Tartufo

Tempo di Preparazione: 10 minuti
Tempo di Cottura: 20 minuti
Porzioni: 4

Ingredienti:

- 500 g di asparagi, puliti e tagliati a pezzi

- 1 tartufo bianco piccolo, affettato sottilmente

- 1 cipolla piccola, tritata

- 500 ml di brodo vegetale

- 2 cucchiai di olio extravergine di oliva

- Sale e pepe nero, q.b.

Istruzioni:

1. In una grande pentola, riscalda l'olio d'oliva a fuoco medio. Aggiungi la cipolla e soffriggi fino a che non diventa trasparente.

2. Aggiungi gli asparagi e cuoci per 5 minuti.

3. Versa il brodo vegetale, porta a ebollizione e poi riduci il calore. Lascia sobbollire per 15 minuti.

4. Frulla la zuppa fino a ottenere una consistenza liscia.

5. Condisci con sale e pepe.

6. Servi la vellutata guarnita con le fette di tartufo bianco.

Salmone al Forno con Salsa Olandese

Tempo di Preparazione: 10 minuti
Tempo di Cottura: 20 minuti
Porzioni: 4

Ingredienti:

- 4 filetti di salmone (circa 150 g ciascuno)

- 2 cucchiai di olio di oliva

- Sale e pepe nero, q.b.

Per la salsa olandese:

- 3 tuorli d'uovo

- 1 cucchiaio di succo di limone

- 100 g di burro chiarificato

- Un pizzico di paprika

- Sale, q.b.

1. Pre-riscalda il forno a 200°C.

2. Condisci i filetti di salmone con sale, pepe e olio di oliva. Disponili su una teglia rivestita di carta forno.

3. Cuoci in forno per circa 15-20 minuti, fino a che il salmone è ben cotto e sfaldabile.

4. Per la salsa olandese: in una casseruola a bagnomaria, sbatti i tuorli con il succo di limone fino a ottenere un composto spumoso.

5. Aggiungi lentamente il burro chiarificato, continuando a sbattere fino a ottenere una salsa liscia e densa. Condisci con paprika e sale.

6. Servi il salmone caldo, nappato con la salsa olandese.

Risotto ai Funghi Porcini e Tartufo

Tempo di Preparazione: 10 minuti
Tempo di Cottura: 30 minuti
Porzioni: 4

Ingredienti:

- 200 g di riso per risotti chetogenico (come riso di cavolfiore)

- 50 g di funghi porcini secchi, ammollati e tritati

- 1 tartufo nero piccolo, affettato sottilmente

- 1 litro di brodo vegetale

- 1 cipolla piccola, tritata

- 2 cucchiai di olio extravergine di oliva

- 50 g di burro

- 50 g di Parmigiano Reggiano grattugiato

- Sale e pepe, q.b.

Istruzioni:

1. In una padella grande, riscalda l'olio e metà del burro a fuoco medio. Aggiungi la cipolla e soffriggi fino a che non diventa traslucida.

2. Aggiungi il riso di cavolfiore e i funghi porcini, tosta per qualche minuto.

3. Aggiungi il brodo vegetale poco alla volta, lasciando che il riso assorba il liquido prima di aggiungerne altro, cucinando per circa 18-20 minuti.

4. Una volta cotto, spegni il fuoco e incorpora il Parmigiano, il restante burro e condisci con sale e pepe.

5. Servi il risotto guarnito con tartufo affettato.

Paté di Fegato d'Anatra con Gelatina di Porto

Tempo di Preparazione: 15 minuti
Tempo di Cottura: 30 minuti
Tempo di Raffreddamento: 4 ore
Porzioni: 6

Ingredienti:

- 300 g di fegato d'anatra
- 100 ml di Porto
- 2 fogli di gelatina
- 1 cipolla piccola, tritata
- 100 g di burro
- Sale e pepe, q.b.

Istruzioni:

1. In una padella, sciogli metà del burro e soffriggi la cipolla fino a che non è dorata.
2. Aggiungi il fegato d'anatra e cuoci fino a che non è appena cotto. Condisci con sale e pepe.
3. Frulla il fegato con il burro rimanente fino a ottenere un composto liscio.
4. Ammolla la gelatina in acqua fredda, poi scaldala insieme al Porto fino a completo scioglimento.
5. Versa la gelatina sul paté in uno stampo e lascia raffreddare in frigo per almeno 4 ore.
6. Servi il paté freddo, tagliato a fette.

Cioccolatini al Rhum e Nocciole

Tempo di Preparazione: 20 minuti
Tempo di Raffreddamento: 2 ore
Porzioni: 20 cioccolatini

Ingredienti:

- 200 g di cioccolato fondente almeno al 85%
- 50 ml di rhum
- 50 g di nocciole tritate
- Dolcificante chetogenico a piacere

Istruzioni:

1. Sciogli il cioccolato a bagnomaria o nel microonde.
2. Mescola il rhum, le nocciole tritate e il dolcificante nel cioccolato fuso.
3. Versa il composto in stampini per cioccolatini e lascia raffreddare in frigorifero per almeno 2 ore.
4. Sforma i cioccolatini e servili come dolce fine pasto o per una celebrazione speciale.

Crostini di Melanzana con Tapenade di Olive

Tempo di Preparazione: 15 minuti
Tempo di Cottura: 10 minuti
Porzioni: 4

Ingredienti:

- 2 melanzane grandi, tagliate a fette sottili
- 100 g di olive nere, denocciolate
- 2 spicchi d'aglio, tritati
- 2 cucchiai di capperi
- 1 cucchiaio di prezzemolo fresco tritato

- 60 ml di olio extravergine di oliva

- Sale e pepe, q.b.

Istruzioni:

1. Griglia le fette di melanzana su una piastra o una griglia fino a che non sono morbide e leggermente carbonizzate.

2. Nel frattempo, nel frullatore, combina le olive, l'aglio, i capperi, il prezzemolo e metà dell'olio d'oliva. Frulla fino a ottenere una pasta grossolana.

3. Spalma la tapenade sulle fette di melanzana grigliate.

4. Disponi i crostini su un piatto da portata, irrorali con il rimanente olio d'oliva, e servi.

Terrina di Pollo e Pistacchi

Tempo di Preparazione: 30 minuti
Tempo di Cottura: 1 ora e 30 minuti
Tempo di Raffreddamento: 4 ore
Porzioni: 6

Ingredienti:

- 500 g di petto di pollo tritato

- 200 g di pancetta, tritata finemente

- 100 g di pistacchi sgusciati

- 2 spicchi d'aglio, tritati

- 1 cucchiaino di timo fresco tritato

- 1 cucchiaino di alloro in polvere

- Sale e pepe nero, q.b.

- 100 ml di panna pesante

Istruzioni:

1. Pre-riscalda il forno a 160°C.

2. In una ciotola grande, mescola il pollo tritato, la pancetta, i pistacchi, l'aglio, il timo, l'alloro, sale e pepe.

3. Aggiungi la panna e mescola fino a ottenere un composto omogeneo.

4. Rivesti uno stampo da plumcake con carta da forno e versa il composto di carne.

5. Copri con un foglio di alluminio e cuoci a bagnomaria per circa 1 ora e 30 minuti.

6. Lascia raffreddare completamente, poi metti in frigorifero per almeno 4 ore prima di servire.

Mousse di Salmone Affumicato

Tempo di Preparazione: 20 minuti
Tempo di Raffreddamento: 2 ore
Porzioni: 4

Ingredienti:

- 200 g di salmone affumicato, tritato

- 150 g di formaggio cremoso

- 50 ml di panna acida

- 1 cucchiaio di aneto fresco tritato

- 1 cucchiaio di succo di limone

- Sale e pepe bianco, q.b.

1. In un frullatore o un processore di cibo, combina il salmone affumicato, il formaggio cremoso, la panna acida, l'aneto e il succo di limone.

2. Frulla fino a ottenere una consistenza liscia.

3. Condisci con sale e pepe bianco a piacere.

4. Trasferisci la mousse in una ciotola e raffredda in frigorifero per almeno 2 ore.

5. Servi fredda, guarnita con aneto fresco e accompagnata da cracker chetogenici.

Ravioli di Zucca con Salsa di Burro e Salvia

Tempo di Preparazione: 45 minuti
Tempo di Cottura: 15 minuti
Porzioni: 4

Ingredienti:

- 200 g di zucca, cotta e schiacciata
- 150 g di farina di mandorle
- 2 uova
- 100 g di Parmigiano Reggiano grattugiato
- 100 g di burro
- Salvia fresca, q.b.
- Sale e pepe, q.b.

Istruzioni:

1. In una ciotola, mescola la zucca schiacciata con una uovo, sale e pepe.

2. In un'altra ciotola, combina la farina di mandorle, il Parmigiano e un uovo per formare un impasto.

3. Stendi l'impasto e taglialo in piccoli quadrati.

4. Metti un cucchiaino di ripieno di zucca su metà dei quadrati, poi copri con gli altri quadrati, sigillando i bordi.

5. Cuoci i ravioli in acqua bollente salata per circa 4 minuti.

6. Nel frattempo, sciogli il burro in una padella e aggiungi la salvia fresca.

7. Scola i ravioli e trasferiscili nella padella con il burro e la salvia, saltandoli brevemente.

8. Servi caldi, spolverati con ulteriore Parmigiano.

Torta di Formaggio e Lime

Tempo di Preparazione: 20 minuti
Tempo di Cottura: 55 minuti
Tempo di Raffreddamento: 4 ore
Porzioni: 8

Ingredienti:

- 200 g di mandorle tritate (per la base)
- 50 g di burro fuso

- 500 g di formaggio spalmabile

- 200 ml di panna acida

- 100 g di eritritolo

- 3 uova

- Succo e scorza grattugiata di 2 lime

- 1 cucchiaino di estratto di vaniglia

Istruzioni:

1. Pre-riscalda il forno a 160°C.

2. Mescola le mandorle tritate e il burro fuso, pressa il composto in una teglia a cerniera per formare la base.

3. In una ciotola grande, sbatti il formaggio, la panna acida, l'eritritolo, il succo e la scorza di lime e la vaniglia fino a ottenere un composto liscio.

4. Aggiungi le uova una alla volta, mescolando bene dopo ogni aggiunta.

5. Versa il ripieno sulla base di mandorle.

6. Cuoci in forno per 55 minuti o fino a che il centro è quasi fermo.

7. Lascia raffreddare completamente, poi refrigera per almeno 4 ore prima di servire.

Polenta Cremosa con Funghi Selvatici

Tempo di Preparazione: 15 minuti
Tempo di Cottura: 30 minuti
Porzioni: 4

Ingredienti:

- 200 g di farina di mandorle (per la polenta)

- 800 ml di brodo vegetale

- 300 g di funghi selvatici, puliti e tagliati

- 2 spicchi d'aglio, tritati

- 4 cucchiai di burro

- 100 g di Parmigiano Reggiano grattugiato

- Olio extravergine di oliva

- Sale e pepe, q.b.

Istruzioni:

1. In una grande pentola, porta il brodo a ebollizione e aggiungi gradualmente la farina di mandorle, mescolando continuamente per evitare grumi.

2. Riduci il fuoco e cuoci, mescolando spesso, fino a che la polenta non diventa cremosa e densa, circa 20 minuti.

3. In una padella, sciogli il burro e soffriggi l'aglio e i funghi fino a che non sono dorati.

4. Incorpora i funghi alla polenta, aggiungi il Parmigiano e mescola bene.Condisci con sale e pepe, poi servi caldo con un filo d'olio d'oliva.

Piano Alimentare Chetogenico di 30 Giorni

	Colazione	Pranzo	Spuntino	Cena
Giorno 1	Frittata Chetogenica con Asparagi e Prosciutto	Insalata Mediterranea con Pollo Grigliato	Chips di Zucchine al Parmigiano	Spaghetti di Zucchine alla Carbonara
Giorno 2	Yogurt Greco con Semi di Chia e Bacche	Zuppa di Funghi e Crema di Avocado	Mini Frittate di Spinaci e Ricotta	Risotto di Cavolfiore al Tartufo
Giorno 3	Pancake di Mandorle e Cocco	Insalata di Taco Chetogenica	Olive Ripiene di Mandorle	Bistecca alla Fiorentina con Insalata di Rucola e Parmigiano
Giorno 4	Porridge di Semi di Chia al Cacao	Zoodles al Pesto di Basilico con Gamberetti	Avocado Ripieni di Tonno	Polpette di Melanzane alla Parmigiana
Giorno 5	Smoothie al Burro di Arachidi e Cacao	Insalata di Salmone Affumicato e Avocado	Spiedini di Caprese	Filetto di Branzino al Forno con Olive e Capperi
Giorno 6	Bowl di Semi di Chia e Lampone	Crema di Asparagi e Avocado	Noci Tostate al Rosmarino	Melanzane alla Parmigiana
Giorno 7	Omelette Avocado e Feta	Frittata di Peperoni e Salame	Crostini di Melanzana	Scaloppine di Pollo al Limone
Giorno 8	Toast di Pane Chetogenico con Avocado	Insalata di Anatra Affumicata e Avocado	Pepite di Parmigiano al Forno	Tagliata di Manzo su Letto di Rucola
Giorno 9	Smoothie Verde Chetogenico	Uova Strapazzate e Salmone Affumicato	Smoothie alla Vaniglia e Cannella	Vellutata di Asparagi e Tartufo

Giorno 10	Muffin alla Vaniglia e Cocco	Tartare di Avocado e Tonno	Latte Dorato (Golden Milk)	Polenta Concia con Funghi e Salsiccia
Giorno 11	Uova in Camicia su Letto di Spinaci Saltati	Zuppa Fredda di Cetriolo e Avocado	Mini Quiche Lorraine Chetogenica	Involtini di Prosciutto e Asparagi
Giorno 12	Smoothie di Fragole e Crema di Cocco	Casseruola di Pollo e Broccoli	Crackers Chetogenici ai Semi	Minestra di Cavolo Nero e Salsiccia
Giorno 13	Porridge di Semi di Lino e Cannella	Insalata di Cavolo e Salsiccia	Toast di Avocado con Uovo in Camicia	Costine di Agnello Scottadito
Giorno 14	Bowl di Cavolo Riccio e Uova Strapazzate	Bistecca ai Ferri con Burro alle Erbe	Panna Cotta alla Vaniglia con Coulis di Lamponi	Frittata di Funghi Porcini
Giorno 15	Burrito Chetogenico con Pancetta e Spinaci	Pollo al Curry con Cavolfiore	Mousse di Cioccolato Avocado	Melanzane alla Parmigiana
Giorno 16	Yogurt Greco con Noci e Cannella	Insalata di Avocado e Gamberi	Gelato alla Crema di Nocciole	Scaloppine di Pollo al Limone
Giorno 17	Crepes Chetogeniche al Formaggio e Prosciutto	Zuppa di Pesce alla Livornese	Brownies al Cioccolato Fondente	Vitello Tonnato
Giorno 18	Smoothie Verde Chetogenico	Frittata di Peperoni e Salame	Crostatine al Limone Chetogeniche	Brasato al Barolo
Giorno 19	Bowl di Semi di Chia e Lampone	Tartare di Avocado e Tonno	Biscotti alla Cannella	Insalata di Mare

	Colazione	Pranzo	Spuntino	Cena
Giorno 20	Muffin alla Vaniglia e Cocco	Tartare di Avocado e Tonno	Latte Dorato (Golden Milk)	Polenta Concia con Funghi e Salsiccia
Giorno 21	Frittata Chetogenica con Asparagi e Prosciutto	Zuppa di Funghi e Crema di Avocado	Olive Ripiene di Mandorle	Risotto di Cavolfiore al Tartufo
Giorno 22	Pancake di Mandorle e Cocco	Insalata di Salmone Affumicato e Avocado	Mini Frittate di Spinaci e Ricotta	Bistecca alla Fiorentina con Insalata di Rucola e Parmigiano
Giorno 23	Smoothie al Burro di Arachidi e Cacao	Zoodles al Pesto di Basilico con Gamberetti	Chips di Zucchine al Parmigiano	Filetto di Branzino al Forno con Olive e Capperi
Giorno 24	Yogurt Greco con Semi di Chia e Bacche	Crema di Asparagi e Avocado	Noci Tostate al Rosmarino	Polpette di Melanzane alla Parmigiana
Giorno 25	Porridge di Semi di Chia al Cacao	Frittata di Peperoni e Salame	Avocado Ripieni di Tonno	Melanzane alla Parmigiana
Giorno 26	Omelette Avocado e Feta	Insalata di Taco Chetogenica	Spiedini di Caprese	Scaloppine di Pollo al Limone
Giorno 27	Toast di Pane Chetogenico con Avocado	Casseruola di Pollo e Broccoli	Pepite di Parmigiano al Forno	Tagliata di Manzo su Letto di Rucola
Giorno 28	Smoothie Verde Chetogenico	Insalata di Anatra Affumicata e Avocado	Crostini di Melanzana	Vellutata di Asparagi e Tartufo
Giorno 29	Muffin alla Vaniglia e Cocco	Bistecca ai Ferri con Burro alle Erbe	Mousse di Cioccolato Avocado	Involtini di Prosciutto e Asparagi

	Bowl di Cavolo Riccio e Uova Strapazzate	Pollo al Curry con Cavolfiore	Gelato alla Crema di Nocciole	Costine di Agnello Scottadito
Giorno 30				

Questo completo piano alimentare di 30 giorni offre una varietà di ricette chetogeniche che soddisfano le necessità nutrizionali e mantengono il palato stimolato. Con l'integrazione di snack salutari e piatti principali equilibrati, si garantisce che ogni giorno sia non solo gustoso ma anche nutrizionalmente valido, facilitando il mantenimento di uno stile di vita chetogenico a lungo termine. Continuate a godervi la varietà e il piacere di mangiare sano senza sacrificare il sapore o la soddisfazione.

Conclusione

Cari lettori,

Arrivati alla fine di questo straordinario viaggio culinario attraverso la dieta chetogenica, spero che vi sentiate ispirati, equipaggiati e pronti a trasformare non solo i vostri pasti ma anche il vostro stile di vita. Questo libro è stato creato con la visione di dimostrare quanto possa essere vasto, delizioso e soddisfacente il mondo della cucina chetogenica, anche per coloro che inizialmente potrebbero sentirsi limitati dalle restrizioni dei carboidrati.

Ogni ricetta che avete scoperto nelle pagine precedenti non è solo un piatto da gustare, ma un passo verso un benessere più profondo e duraturo. Abbiamo esplorato insieme opzioni per ogni occasione, dalla colazione quotidiana a eleganti cene festose, mostrando che la dieta chetogenica può arricchire la vostra vita in modi che non avevate mai immaginato.

Mentre procedete nel vostro percorso chetogenico, ricordate che ogni piccolo successo è un trionfo. Le scelte alimentari che fate ogni giorno non influenzano solo il vostro peso, ma il vostro benessere generale, la vostra energia e il vostro umore. Avete nelle vostre mani il potere di trasformare la vostra salute, un pasto alla volta.

Incoraggiate i vostri amici e familiari a provare queste ricette con voi, condividendo il piacere di piatti che nutrono sia il corpo sia l'anima. Celebrate ogni pasto come un'opportunità per nutrire il vostro corpo nel modo più ottimale e delizioso possibile.

Vi auguro gioia, salute e innumerevoli momenti felici in cucina. Che il vostro viaggio nella cucina chetogenica sia lungo, gratificante e pieno di scoperte. Continuate a cucinare, a esplorare e a godervi ogni boccone del cammino chetogenico!